BIBLIOTHÈQUE MÉDICALE

PUBLIÉE SOUS LA DIRECTION

DE MM.

J.-M. CHARCOT
Professeur à la Faculté de médecine
de Paris,
membre de l'Institut.

G.-M. DEBOVE
Professeur à la Faculté de médecine
de Paris,
médecin de l'hôpital Andral.

BIBLIOTHÈQUE MÉDICALE
CHARCOT-DEBOVE

VOLUMES PARUS DANS LA COLLECTION

V. Hanot — LA CIRRHOSE HYPERTROPHIQUE AVEC ICTÈRE CHRONIQUE.

G.-M. Debove et Courtois-Suffit. — TRAITEMENT DES PLEURÉSIES PURULENTES.

J. Comby. — LE RACHITISME.

Ch. Talamon. — APPENDICITE ET PÉRITYPHLITE.

G.-M Debove et Rémond (de Metz). — LAVAGE DE L'ESTOMAC.

J. Seglas. — DES TROUBLES DU LANGAGE CHEZ LES ALIÉNÉS.

A. Sallard. — LES AMYGDALITES AIGUËS.

L. Dreyfus-Brisac et I. Bruhl. — PHTISIE AIGUË.

P. Sollier. — LES TROUBLES DE LA MÉMOIRE.

De Sinety. — DE LA STÉRILITÉ CHEZ LA FEMME ET DE SON TRAITEMENT.

G.-M. Debove et J. Renault. — ULCÈRE DE L'ESTOMAC.

G. Daremberg. — TRAITEMENT DE LA PHTISIE PULMONAIRE. 2 vol.

Ch. Luzet. — LA CHLOROSE.

E. Mosny. — BRONCHO-PNEUMONIE.

A. Mathieu. — NEURASTHÉNIE.

N. Gamaleïa. — LES POISONS BACTÉRIENS.

H. Bourges. — LA DIPHTÉRIE.

Paul Blocq. — LES TROUBLES DE LA MARCHE DANS LES MALADIES NERVEUSES.

P. Yvon. — NOTIONS DE PHARMACIE NÉCESSAIRES AU MÉDECIN. 2 vol.

L. Galliard. — LE PNEUMOTHORAX.

E. Trouessart. — LA THÉRAPEUTIQUE ANTISEPTIQUE.

Juhel-Rénoy. — TRAITEMENT DE LA FIÈVRE TYPHOÏDE.

J. Gasser. — LES CAUSES DE LA FIÈVRE TYPHOÏDE.

G. Patein. — LES PURGATIFS.

A. Auvard et E. Caubet. — ANESTHÉSIE CHIRURGICALE ET OBSTÉTRICALE.

L. Catrin. — LE PALUDISME CHRONIQUE.

Labadie-Lagrave. — PATHOGÉNIE ET TRAITEMENT DES NÉPHRITES ET DU MAL DE BRIGHT.

E. Ozenne. — LES HÉMORROÏDES.

Pierre Janet. — ÉTAT MENTAL DES HYSTÉRIQUES. — LES STIGMATES MENTAUX.

H. Luc. — LES NÉVROPATHIES LARYNGÉES.

R. du Castel. — TUBERCULOSES CUTANÉES.

J. Comby. — LES OREILLONS.

POUR PARAITRE PROCHAINEMENT

L. Capitan. — THÉRAPEUTIQUE DES MALADIES INFECTIEUSES.

Chambard. — MORPHINOMANIE.

Legrain. — MICROSCOPIE CLINIQUE.

Boulloche. — LES ANGINES A FAUSSES MEMBRANES.

J. Arnould. — LA DÉSINFECTION PUBLIQUE.

Achalme. — ÉRYSIPÈLE.

Richardière. — LA COQUELUCHE.

Barbier. — LA ROUGEOLE.

Boulay. — PNEUMONIE LOBAIRE AIGUË. 2 vol.

Chaque volume se vend séparément. Relié : 3 fr. 50.

LES
OREILLONS

PAR

LE DR J. COMBY

Médecin de l'hôpital Tenon.

———◇———

PARIS

RUEFF ET Cie, ÉDITEURS

106, BOULEVARD SAINT-GERMAIN, 106

—

PRÉFACE

Les oreillons, dont je vais écrire l'histoire, constituent une des maladies les plus curieuses de la pathologie humaine.

Inconnus dans les autres espèces animales, les oreillons frappent exclusivement la race humaine, et surtout les sujets jeunes de cette race.

Épidémique et contagieuse, la maladie se propage avec une prédilection remarquée dans les agglomérations d'enfants et de soldats.

L'école d'une part, la caserne de l'autre, voilà les deux milieux favorables, les terrains de choix de la fièvre ourlienne.

C'est avec raison que nos confrères de l'armée (voyez Laveran [1]) font ressortir les analogies

---

1. Article OREILLONS du Dict. Dechambre, 1882.

qui rapprochent la pathologie militaire de la pathologie infantile. En dehors des oreillons, nous ne serions pas embarrassés pour trouver des exemples à l'appui de cette manière de voir.

Les fièvres éruptives en général (rougeole, scarlatine, etc.) affectent les mêmes allures épidémiques que les oreillons. Et ce n'est pas d'aujourd'hui qu'on a essayé de les identifier.

En dehors de cette question de pathologie générale qui rend l'étude des oreillons si attachante, il en est une autre qui ne manque pas d'intérêt.

Je veux parler de ces *métastases* sur l'appareil génital, de ces *orchites ourliennes*, qui ont été l'objet de tant de relations et de controverses, et qui font toute la gravité des oreillons. J'aurai l'occasion, dans le cours de ma description, de signaler d'autres complications moins communes, mais non moins curieuses.

Voici le plan que je suivrai :

Après avoir défini les oreillons, je ferai l'historique des épidémies ourliennes (chapitre I); l'étiologie formera le chapitre II ; l'anatomie pathologique et la bactériologie, le chapitre III;

les symptômes et l'évolution de la maladie prendront place dans le chapitre IV ; je détacherai, dans un chapitre spécial (V), la description des localisations (métastases) sur les organes sexuels et autres ; les complications seront décrites au chapitre VIe ; un court chapitre (VII) sera consacré au pronostic ; un autre au diagnostic (chapitre VIII) ; enfin le traitement et la prophylaxie seront passés en revue dans le chapitre IX et dernier.

J. COMBY.

Paris, le 1er janvier 1893.

DÉFINITION

Les *oreillons*, désignés encore sous le nom de *fièvre ourlienne, ourles, parotide épidémique,* se trouvent décrits par les anciens auteurs, sous les dénominations latines de *Parotis, Parotitis polymorpha, Cynanche parotidea, Angina maxillaris, Angina externa,* etc. Ces épithètes plus ou moins expressives ne répondaient pas toujours à l'idée que nous nous faisons de la maladie.

Longtemps en effet les oreillons ont été confondus avec la *parotidite,* maladie locale, secondaire, qui n'a rien de spécifique, et qui se rencontre dans une foule d'états morbides infectieux, à titre de complication plus ou moins redoutable.

Les oreillons en diffèrent absolument et voici comment nous les définirons.

Une maladie infectieuse, spécifique, générale, se localisant sur les glandes salivaires (parotides, sous-maxillaires, sublinguales), mais affectant toute l'économie, à la manière des fièvres éruptives, dont elle partage la nature contagieuse et épidémique.

Si la localisation parotidienne est très importante en clinique et sert de base au diagnostic, n'oublions pas que cette localisation n'est ni exclusive, ni même constante, et qu'il existe des cas *frustes* sans gonflement apparent des glandes salivaires.

CHAPITRE PREMIER

HISTORIQUE ET ÉPIDÉMIOLOGIE

SOMMAIRE. — Ancienneté des oreillons. — Description d'Hippocrate. — Confusion parmi ses successeurs. — Assimilation aux fièvres éruptives (Pratolongo). — Histoire des épidémies. — Tableau de ces épidémies.

La connaissance des oreillons remonte à la plus haute antiquité médicale, car Hippocrate les a parfaitement décrits; le passage suivant, emprunté à la traduction des œuvres du père de la médecine (Daremberg), en fait foi :

« Il survint des tumeurs aux oreilles, d'un seul côté chez beaucoup d'individus, des deux côtés chez le plus grand nombre; les malades étaient sans fièvre et restaient levés. Il y en eut cependant quelques-uns qui ressentirent une légère chaleur; chez tous, ces tumeurs disparurent sans signes critiques. Elles se formèrent chez les adolescents, chez les gens à la fleur de l'âge, et, parmi ces derniers, chez presque tous ceux qui fréquentaient la palestre et les gymnases, elles

se montrèrent rarement chez les femmes ; chez
un grand nombre il y eut des toux sèches,
des toux sans expectoration, et la voix devenait
rauque. Chez les uns immédiatement, chez les
autres après quelque temps, il survenait des
phlegmasies douloureuses aux testicules, d'un
côté seulement ou des deux à la fois ; chez les uns
il y eut des fièvres, chez les autres il n'y en eut pas ;
ces accidents étaient pour la plupart très douloureux ; du reste, les malades n'avaient pas besoin de
recourir aux soins que l'on reçoit dans l'officine. »

Cette description hippocratique est des plus
intéressantes, car elle résume admirablement les
traits essentiels de la maladie ourlienne. Les
oreillons atteignent surtout les jeunes sujets, ils se
disséminent dans toutes les agglomérations d'adolescents ou de jeunes hommes (écoles, gymnases,
pensions, casernes) ; ils frappent légèrement, sans
arrêter les malades, sans les obliger à prendre le
lit ; la fièvre est modérée ou nulle ; la guérison
survient rapidement, spontanément, par les seuls
efforts de la nature, sans aucun médicament.

Cependant les testicules peuvent être atteints
d'une inflammation douloureuse, etc.

On voit que rien n'avait échappé à la sagacité
clinique du grand Hippocrate, et que du premier

coup il laissait à ses successeurs une esquisse durable des oreillons.

Cependant l'opinion si précieuse et si autorisée d'Hippocrate fut perdue, pendant des siècles, pour la plupart des médecins.

Ambroise Paré, non seulement ne distinguait pas les oreillons des parotidites secondaires, mais il confondait les gonflements de la parotide avec les engorgements ganglionnaires circonvoisins. « Parotidite est une tumeur contre nature occupant les glandules et parties d'autour qui sont sous les oreilles. »

La même confusion règne dans les écrits de Sennert, de van Swiéten, dont les définitions peuvent être rapprochées de celles de Paré : *Est enim parotis glandularum juxta aures inflammatio.*

— *Glandularum circa aures positarum tumor hóc nomine (Parotis) vocatur.* C'est-à-dire que tout gonflement péri-auriculaire était appelé parotide.

Cette erreur ne règne pas seulement au xviiie siècle, elle se répercute dans les écrits du xixe.

J. Capuron, dans son *Traité des maladies des enfants*[1], définit ainsi les oreillons :

---

1. *Paris, 1820.*

« On donne le nom d'*oreillons* au gonflement des parotides. Ces sortes de tumeurs sont presque toujours produites par le travail de la dentition, par le dessèchement subit des oreilles ulcérées ou en suppuration; elles dépendent aussi quelquefois du vice scrofuleux; elles sont avec ou sans fièvre, suivant qu'elles consistent dans le simple engorgement ou dans l'inflammation des glandes... » Cette citation montre qu'on se faisait une idée bien confuse des oreillons dans le premier quart de notre siècle. La description hippocratique était lettre morte pour la plupart des médecins de cette époque.

Et cependant, dès le siècle précédent, quelques médecins, mis en présence des épidémies d'oreillons, avaient senti et exprimé une partie de la vérité.

Hamilton (épidémie d'Écosse, 1761) se fait une idée assez juste de la maladie et signale l'orchite et l'atrophie testiculaire consécutives.

Mangor (épidémie de Wiburg, 1773) proclame la contagiosité des oreillons.

De nombreuses épidémies survenues en Italie, dans le cours du xviiie siècle, mettent ce fait hors de doute, et les relations que nous en ont laissé Gaspari (Istrie, 1714), Targioni Tozzetti (Florence, 1752), Laghi (Bologne, 1753), étaient bien faites pour éclairer la question des parotides contagieuses et épidémiques.

En 1752, J. Pratolongo, qui observait une épidémie d'oreillons à Gênes, écrivait à Borsieri : « La seule maladie que l'on puisse regarder comme épidémique à Gênes en ce moment est celle que nous appelons les *oreillons;* outre la tuméfaction des parotides, on a vu chez quelques malades les testicules se tuméfier aussi avec une fièvre véhémente; chez d'autres, ce gonflement des parotides était suivi d'une anasarque qui survient parfois après la scarlatine, avec une grande difficulté de respirer et une fièvre aiguë. Croyez-vous qu'on puisse mettre cette maladie au rang des éruptives? »

Ce rapprochement a été adopté par Trousseau, Peter, L. Colin, Laveran et la plupart des auteurs contemporains.

Cependant certains auteurs, ébranlés par les analogies que les oreillons présentent avec le rhumatisme (métastases, etc.), s'engagent, à la suite de J. Frank, dans une interprétation inexacte des manifestations morbides.

Pour J. Frank, les oreillons sont une fièvre rhumatismale attaquant tour à tour toutes les parties du système des glandes conglomérées.

Avec Béhier, les oreillons vont encore déchoir, ils ne constituent plus qu'une maladie locale, *a frigore*.

Cette théorie n'était pas viable, elle a été abandonnée par tout le monde.

Avec les leçons de Trousseau, de Grisolle, les travaux de Rilliet (1850), de L. Colin, de Laveran et de tous ceux que j'aurai l'occasion de citer, nous rentrons dans la tradition hippocratique, et l'histoire des oreillons est désormais fixée.

J'arrête ici ce court exposé historique, pour éviter de fastidieuses redites; chemin faisant, en décrivant les particularités cliniques des oreillons, je ne manquerai pas de combler, dans une certaine mesure, les lacunes de ce chapitre, et je m'efforcerai d'attribuer à chacun la part qui lui revient dans l'œuvre commune des générations médicales contemporaines.

L'énumération des principales épidémies qui ont trouvé des historiens dans ces deux derniers siècles, va me permettre de compléter immédiatement les renseignements sommaires que j'ai cru devoir donner en commençant.

HISTOIRE DES ÉPIDÉMIES

Si l'on consulte les tableaux dressés par Hirsch et par Laveran, on voit que les oreillons sévissent en toute saison et en tous pays. Sans doute, les pays tempérés, l'Europe en particulier, sont très fréquemment visités par les oreillons; et chaque épidémie importante qui survient dans les contrées civilisées trouve des observateurs et des historiens.

La rareté relative de la maladie dans les contrées tropicales ne tient-elle pas à la pénurie des documents médicaux inhérente à la barbarie de ces contrées?

Les pays du Nord, la Suède, l'Islande, la Nouvelle-Arkangel, ne sont pas indemnes. L'Algérie, l'Égypte, la Turquie, l'Arabie sont le théâtre de nombreuses épidémies; l'Occident, sous le rapport des oreillons, n'a rien à envier à l'Orient.

C'est qu'en effet, dans cette question de géographie médicale, il faut bien se le rappeler, les influences météorologiques, climatologiques, la chaleur, le froid, l'humidité, la sécheresse, ne jouent qu'un rôle secondaire; le premier rôle appartient à la transmission directe, à la contagion. Importez les oreillons dans un régiment,

que ce régiment tienne garnison à Londres, à
Malte, à Calcutta, à Singapore, la propagation de
la maladie sera identiquement la même, et le
nombre des victimes de la contagion ne subira, du
fait même de la température, aucune influence.

D'ailleurs, les documents en faveur de cette
thèse ne manquent pas.

En Algérie, dit M. Laveran, les oreillons sont
aussi communs qu'en France, si l'on s'en rapporte
aux chiffres fournis par la statistique médicale de
l'armée française.

Pendant les quatre années 1862-1865, les cas
d'oreillons hospitalisés ont été, pour les garnisons
de France, de 367 ; pour celles d'Algérie, de 122 ;
pour celles d'Italie, de 7. « L'effectif des troupes
de France étant pour cette période 5 à 6 fois supé-
rieur à celui des troupes d'Algérie, on voit que les
oreillons se sont montrés aussi communs au moins
en Algérie qu'en France. » Les chiffres précédents
ne donnent d'ailleurs, ajoute M. Laveran, qu'une
faible idée de la fréquence des oreillons dans
l'armée, attendu qu'ils ne se rapportent qu'aux
malades traités dans les hôpitaux et que la plupart
des hommes atteints d'oreillons sont soignés dans
les infirmeries. Pendant une période de 11 années,
allant de 1862 à 1874 (excepté 1870 et 1871), la

statistique n'indique qu'un décès par suite d'oreillons, survenu en Algérie.

M. Thierry de Maugras [1], sur une colonne qui rentrait à Mascara en 1848, a observé une épidémie d'oreillons qui atteignit 74 soldats du 56e de ligne (effectif 1,200 hommes). M. Widal, pendant l'hiver 1864-1865, a vu le 87e de ligne, caserné à Milïanah, fournir 33 cas dont plus de la moitié compliqués d'orchite.

De nombreuses épidémies ont été observées à bord des navires d'émigrants qui partent des Indes.

Dangaix [2], dans deux voyages d'émigration de l'Inde aux Antilles, a noté la première fois 88 cas, la deuxième 147 cas d'oreillons, survenus à bord, huit jours après le départ.

Plus tard le Dr Huillet signalait la fréquence des oreillons à Pondichéry [3]. Jobard [4] a décrit deux épidémies d'oreillons survenues chez des émigrants indiens, à bord du *Contest* (83 cas sur 471 passagers) et à bord de la *Medusa* (67 cas sur 512). Sur le *Contest*, l'épidémie débuta cinq jours après le départ de Karikal; sur la *Medusa*, le premier cas

---

1. *Thèse de Montpellier*, 1851.
2. *Thèse de Paris*, 1860.
3. *Arch. de méd. nav.*, 1868.
4. *Thèse de Paris*, 1875.

Rappelons l'épidémie des demoiselles de Saint-Cyr racontée par Dionis, celles de l'École militaire ne se déclara que 23 jours après avoir quitté Karikal.

La statistique de la guerre de Sécession nous montre que les oreillons sont aussi fréquents en Amérique qu'en Europe ; la première année de la guerre, il n'y eut pas moins de 11,216 cas et 9 décès, et la seconde année 13,429 cas et 30 décès. Cette mortalité relativement élevée inspire à M. Laveran quelques réserves auxquelles je m'associe ; n'a-t-on pas confondu avec les oreillons des parotidites d'une autre nature ?

Les oreillons procèdent généralement par petites épidémies qui se cantonnent dans un cercle assez restreint ; les agglomérations d'enfants et de jeunes hommes, les écoles, les pensions, les régiments alimentent la plupart des épidémies d'oreillons ; la maladie, importée accidentellement dans ce milieu éminemment favorable, s'y dissémine et s'y éteint souvent sans irradier au dehors. La force d'expansion des oreillons n'est pas comparable à celle de la rougeole, de la variole, de la coqueluche, de la grippe ou du choléra. La contagiosité est indéniable, mais limitée, l'histoire des épidémies ourliennes le démontre clairement.

de Saint-Cyr (Arnould), de l'École des cadets de Berlin (1836), de l'orphelinat de Halle (1837), de l'orphelinat de Moscou (1840), du collège de Strasbourg (1845), du petit séminaire de Bordeaux (Gintrac, 1839), du château de Brest (1779), de la garnison de Heilbronn (1827), de Mont-Louis (1828), de Versailles et du fort de Montrouge (1854), de Joigny (1855), de Rochefort (1866-67), de l'armée de la Loire (1871), d'Antibes et de Dijon (1876).

Tantôt l'épidémie reste cantonnée dans un corps de troupes, dans un régiment, tantôt elle s'étend aux autres corps de la garnison, en respectant la population civile. Cependant on la voit quelquefois atteindre les civils, après les militaires : Lyon, Édimbourg (1758), Arras (1864). On a vu les oreillons régner dans les prisons (New-York, 1821).

J'ai dit que les oreillons ne se diffusaient pas très loin de leur foyer d'origine; cette règle comporte des exceptions, et M. Laveran cite des exemples d'extension des oreillons à des provinces entières.

En 1714 la province d'Istrie fut parcourue tout entière par les oreillons; en 1753, ce fut le tour de Bologne, du Ferrarais, du Mantouan, des Marches et de Rome; en 1782, ce fut la Haute-Italie (Milan, Turin, Gênes); en 1786-87, Trévise, Vicence,

Vérone, Venise et Padoue; en 1825, la Saxe; en 1839, le canton de Zurich; en 1835, Trèves et Dusseldorf; en 1841, Cologne et ses environs; en 1851 et 1856, la Suède. Dans l'épidémie de Genève (1848-49) observée par Rilliet, les oreillons s'étendirent aux cantons voisins.

M. Laveran fait ressortir, après d'autres auteurs, les coïncidences des épidémies ourliennes avec les épidémies de rougeole, de fièvre typhoïde, de scarlatine, de méningite cérébro-spinale, etc.

Je crois qu'il ne faudrait pas s'arrêter à ces coïncidences, à mon avis purement fortuites, et chercher, entre des maladies très différentes, un lien étiologique qui n'existe pas.

Quand une épidémie d'oreillons éclate dans une collectivité scolaire ou régimentaire, elle ne frappe généralement que la minorité des individus exposés à ses atteintes; dans quelques cas cependant elle prend plus d'extension et touche la moitié ou les deux tiers des sujets; c'est ainsi que, lors de l'épidémie des orphelins de Moscou, en 1847, sur une population de 300 personnes, 200 furent atteintes en 3 mois.

Quant à la spontanéité et à l'endémicité des oreillons, elle n'existe pas, et la réputation faite à

Belle-Ile en Mer d'être un foyer permanent d'oreillons, ne repose sur aucun fondement.

Dans les grandes villes, comme Paris, les oreillons, ainsi que les autres maladies infectieuses,
paraissent bien être endémiques, en ce sens qu'il
y a toujours des cas, et que les tables de *morbidité*
ne restent jamais vierges. Mais cette endémicité
n'est qu'apparente, chaque cas nouveau résultant
bien évidemment d'un cas ancien, par contagion.

On a dit que les oreillons étaient plus fréquents en
hiver qu'en été ; Hirsch, sur 117 épidémies, dit
que 51 ont commencé en hiver, 32 au printemps,
15 en été et 19 en automne.

Je ne puis opposer de chiffres à cette statistique, mais j'ai remarqué, sur les enfants que je vois
à La Villette (Paris), la plus grande fréquence des
oreillons au printemps. D'ailleurs, comme le fait
justement observer M. Laveran, la plus grande
fréquence d'une maladie pendant les mois d'hiver
ne signifie pas du tout que cette maladie doive être
considérée comme une maladie saisonnière.

TABLEAU CHRONOLOGIQUE DES ÉPIDÉMIES D'OREILLONS

AUX XVIIIe ET XIXe SIÈCLES

(d'après HIRSCH et LAVERAN)

ANNÉES	LOCALITÉS	SAISONS
1714-1715	Istrie.	Hiver.
1731	Edimbourg.	Eté.
1744	Charleston (Caroline du Sud)	—
1750	Florence.	Hiver.
1752-1753	Italie centrale.	Hiver et printemps.
1757	Marseille.	—
1758	Édimbourg et Lyon.	Printemps.
1759	—	—
1760	—	—
1761	—	—
1763	Vire (Normandie).	Automne.
1768	Charleston (Caroline du Sud).	—
1771-1772	Wiburg.	Hiver.
1779	Brest.	—
1782	Haute-Italie.	Printemps.
1783	Milan.	—
1786-1787	Istrie et Vénétie.	Hiver et printemps.
1792	Pavie.	Printemps.
1796	Niesky (Lausitz).	Hiver.
1797-1798	Rostock.	Automne et hiver.
1798-1799	Regensbourg.	Hiver.
1799	Waldenbourg.	—
Id.	Erlangen.	—
Id.	Marseille.	—
1801	Stuttgard.	Printemps et été.
1803-1804	Stockholm.	Hiver.
1810	Edimbourg.	Hiver et printemps.
1814-1815	Stockholm.	Hiver.
1815	Suède (épidémie générale).	Hiver et été.
1817	Londres.	Hiver.
1848-1849	Greifswald.	—

ANNÉES	LOCALITÉS	SAISONS
1819-1820	Hanau.	Hiver.
1821-1822	Bentheim.	—
—	New-York.	—
1822-1823	Bernbourg.	—
1825	Magdebourg, Halberstadt, etc.	—
—	Berlin.	Printemps.
1826	Husum.	—
—	Nancy.	—
1827	Coblenz (District).	Hiver.
—	Kreuznach.	Été.
—	Neuwied.	Automne.
—	Munster.	Été et automne.
—	Heilbronn.	Hiver.
1828	Heilbronn.	Printemps.
—	Winningen.	Été.
1828-1829	Mont-Louis (Pyr.-Or.).	Hiver.
1829-1830	Waldenbourg (Silésie).	Hiver et printemps.
1830	Ohrdruff.	Automne et hiver.
—	Salzburg.	—
1831	Lübben (Silésie).	Hiver.
—	Dorpat.	Hiver et printemps.
1832	Sleswig-Holstein.	Printemps et été.
—	Copenhague.	Hiver.
—	Châteauroux.	—
—	Province de Sondrio.	—
1833	Aalborg.	—
—	Sleswig-Holstein.	Printemps et été.
—	Stuttgard.	—
—	Paris.	Hiver.
1834	Islande.	—
—	Coblenz (District).	Hiver et printemps.
1835	Islande.	—
—	Trèves (District).	Hiver.
—	Dusseldorf (District).	Printemps.
—	Burtschied.	—
1836	Berlin.	Hiver.

ANNÉES	LOCALITÉS	SAISONS
1836	Schmalkalden.	Hiver et printemps.
—	Munsterweifeld.	Printemps.
1837	Greifswald.	—
—	Kreis-Memel.	—
—	Halle.	Printemps et automne.
—	Roth (Leutkirch).	Été.
—	Hambourg.	Automne.
1838	Milan.	—
—	Uster.	—
1839	Coblenz.	Hiver.
—	Bordeaux.	—
—	Langenau.	Printemps.
—	Canton de Zurich.	Hiver et printemps.
—	Iles Sandwich (Hawaï).	Été.
1840	Moscou.	Hiver.
—	Schwerin.	Automne.
1841	Nancy.	—
—	Cologne (District).	Hiver.
—	Eberfeld (Cercle).	Printemps.
1842	Passau.	Hiver.
—	Münden (District).	Année entière.
—	Munster (District).	Hiver et printemps.
—	Wesel, etc.	Automne.
1843	Coblenz, etc.	Hiver.
—	Wetzlar.	—
—	Horgen.	Printemps.
1843-1844	Nouvelle-Arkangel.	Automne et hiver.
1844	Wittgenstein (Cercle).	Printemps.
—	Lubeck (Cercle).	Hiver.
—	Halle (Cercle).	—
1845	Nancy.	—
—	Malmedy.	Printemps.
—	Strasbourg (Collège).	—
1847	Paris (Garnison).	Hiver.
1848	Turin.	—
—	Berlin.	Printemps.

ANNÉES	LOCALITÉS	SAISONS
1848	Mascara (Garnison).	Printemps.
1848-1849	Genève.	Année entière.
1849	Nancy.	—
—	Milan.	Printemps.
1850	Nancy.	—
—	Lowndesbor. (Alab.)	—
—	Toulouse.	—
—	Marbourg.	Printemps et été.
1851	Nouvelle-Zélande.	—
—	Enköping.	Hiver.
—	Lidköping.	Été.
—	Mariastad, Halland.	Automne.
1851-1852	Herborn.	Automne et hiver.
1852	Épinal.	Hiver.
—	Warberg.	—
—	Niköping.	Hiver et printemps.
—	Laholm.	Printemps.
—	Hudiksvall.	Printemps et été.
—	District de Terna.	Été.
—	District de Daga.	Été et automne.
1853	Blair Ct. Pensylvanie.	Hiver.
1854	Fort de Montrouge.	—
—	Versailles (Garnison).	—
1855	Joigny (Garnison).	—
1856	Munich.	Été.
—	Suède.	Été et automne.
—	Horn et Groningue.	Automne.
—	Antibes (Garnison).	Hiver.
1857	Munich.	Été.
—	Eggenfeld (Bavière).	Hiver.
1859	Toulouse.	—
—	Paris.	—
1858-1860	Émigrants Indiens.	—
1862-1863	Etats-Unis (armée).	—
1864	Arras.	Hiver et printemps.
—	Douai (Garnison).	—

ANNÉES	LOCALITÉS	SAISONS
1864	Montpellier (Garnison)	Printemps.
1864-1865	Milianah (Garnison).	Hiver.
1865	Nogent-sur-Seine.	—
—	La Palisse.	—
1866	Rochefort (Garnison).	Printemps.
1867	—	Automne et hiver.
1868	Forts de Rosny et Noisy.	Hiver.
1869	Paris (Garnison).	Printemps.
1871	Armée de la Loire.	Hiver.
1871-1873	Émigrants Indiens.	—
1875	Commentry.	—
—	Ile d'Oléron.	—
—	Paris (Garnison).	—
1875-1876	Albi (Garnison).	—
—	Rochefort.	—
—	Lyon.	—
—	Auxonne.	—
1876	Dijon (Garnison).	Printemps.
—	Antibes (Garnison).	Hiver.
1877	Amiens (Garnison).	Hiver et printemps.
—	Auxonne (Garnison).	Printemps.
—	Melun.	Hiver.
1878	Dax.	Hiver et printemps.
—	Bayonne (Garnison).	Hiver.
—	Saint-Cyr (École).	—
1879	Plön (Holstein-Cadets)	—

CHAPITRE II

ÉTIOLOGIE

Sommaire : Fréquence chez les enfants et chez les soldats. — Possibilité chez les nouveau-nés. — Rareté chez les vieillards. — Jeunes soldats plus exposés que les vétérans. — Influence du sexe. — Contagiosité. — Existe-t-elle pendant la convalescence? — Pas de transmissibilité à distance. — Marche des épidémies. — Peu ou pas de récidives. — Que faut-il penser de l'action du froid?

Si les personnes de tout âge, de tout sexe, de toute condition peuvent être atteintes d'oreillons, on a remarqué qu'elles ne l'étaient pas toutes avec la même prédilection, ni la même fréquence.

Je dois donc indiquer les influences qui dépendent de l'âge, du sexe, de la profession, etc.

AGE ET SEXE

Les enfants sont prédisposés aux oreillons, surtout quand ils fréquentent les écoles et les pensions; la maladie est rare dans la première enfance, commune dans la seconde.

Sur 73 cas, Rilliet et Lombard donnent les chiffres suivants [1] :

De la naissance à 2 ans	0
De 3 à 5 ans	7
De 5 à 10 ans	18
De 10 à 15 ans	19
De 15 à 20 ans	8
De 20 à 30 ans	9
De 30 à 40 ans	8
De 40 à 50 ans	2
De 50 à 60 ans	1
De 60 à 70 ans	1
TOTAL	73

On remarque, dans cette statistique, qu'il n'y eut pas un seul cas avant 2 ans, et que plus de la moitié des cas furent observés entre 5 et 15 ans. Après 50 ans, deux cas seulement. Donc les oreillons sont exceptionnels aux deux extrêmes de la vie, chez les nourrissons et chez les vieillards.

Les oreillons se montrent surtout dans la seconde enfance, entre 5 et 15 ans ; ils sont rares dans la première et surtout avant 2 ans, Rilliet et Barthez ne les ont jamais vus avant cet âge.

V. Gautier a vu cependant un nouveau-né, dont la mère était atteinte d'oreillons, contracter la maladie [2]. Chez cet enfant, le gonflement qui ne

---

1. Épidémie de Genève. (*Gaz. méd. de Paris*, 1850.)
2. *Rev. méd. de la Suisse romande*, 1883.

porta que sur les glandes sous-maxillaires, se montra 12 jours après l'apparition de l'engorgement parotidien maternel.

Le Dr Human (cité par d'Heilly) avait rapporté un fait semblable : une femme, âgée de 45 ans, fut prise d'oreillons au huitième mois de sa grossesse ; elle accoucha avant terme et l'enfant, le lendemain de sa naissance, présentait du gonflement de la région parotidienne gauche, et criait dès qu'il ouvrait la bouche. La tuméfaction augmenta pendant deux jours, puis la tumeur disparut[1].

Si les oreillons atteignent surtout les enfants et les jeunes gens, les personnes d'un âge mûr n'en sont pas toujours à l'abri, et j'ai vu cette année même un homme de 50 ans pris dans des circonstances assez particulières. Ce malade était entré à l'hôpital Tenon le 13 avril 1892 pour une hémiplégie droite avec aphasie complète dont il venait d'être frappé subitement. Quinze jours après son entrée à l'hôpital, nous voyons sa parotide droite se gonfler, puis la gauche ; nous crûmes d'abord à une complication inflammatoire, mais il n'y avait pas de fièvre, pas de stomatite. D'autre part, aucun

---

1. *Amer. Journ. of. med sc.*, 1855.

cas d'oreillons dans la salle. C'est alors que j'appris que cet homme, 8 ou 10 jours avant son attaque d'apoplexie, avait été en contact avec une fillette de 6 ans atteinte d'oreillons.

L'étude des épidémies militaires montre que les jeunes soldats étaient d'ordinaire plus exposés que les vétérans.

Cornac (Epidémie de Versailles, 1854), Colin (Joigny, 1855), Galland (Rochefort, 1866 et 1869) ont signalé le fait.

Bussard (épidémie de l'île d'Oléron) a noté, sur 28 cas, 16 cas sur les hommes ayant moins d'un an de service, 5 cas sur ceux qui avaient de 1 à 2 ans de présence sous les drapeaux.

On a dit et répété que les oreillons affectionnaient le sexe masculin et que les garçons étaient plus fréquemment atteints que les filles. Cette opinion se présente en effet au médecin qui observe dans une école ou un collège de garçons, dans une caserne, dans un séminaire. Mais sortons de ces milieux si propres à nous induire en erreur et comptons.

Sur les 73 cas de l'épidémie génevoise observés par Rilliet, il y avait 38 hommes et 35 femmes. Dans une épidémie observée à Vire par Lepecq de la Clôture, les enfants et les femmes étaient presque seuls malades, à l'exclusion des hommes,

Il est donc prudent, en étiologie, de ne pas faire intervenir le sexe.

CONTAGION

Abordons maintenant l'étude des véritables causes, des causes efficientes de la fièvre ourlienne.

Les oreillons dérivent partout et toujours de la *contagion*; ils sont éminemment contagieux et transmissibles d'un sujet à un autre. Il y a longtemps que la contagiosité des oreillons a été affirmée et démontrée.

Hamilton (Épidémie d'Édimbourg, 1759) déclarait la maladie contagieuse.

Des paysans atteints d'oreillons, étant venus à Wiburg le 13 décembre 1771, communiquèrent la maladie à des écoliers qui logeaient dans la même auberge qu'eux. La maladie se répandit ensuite parmi les élèves du collège, dans la ville, et atteignit les parents de Mangor, qui fut frappé de la contagiosité du mal : *Contagium salutavi, nam aliter genealogiam ejus de domo in domum et de homine in hominem explicare nequeo.*

Ozanam, ayant assisté à une épidémie qui frappa

la garnison de Lyon, observa que les oreillons se communiquaient entre les camarades de lit.

Cullen proclame l'épidémicité et la contagiosité des oreillons.

A. Cooper considère les oreillons comme une fièvre extrêmement contagieuse.

Bretonneau contracta la maladie en couchant dans la même chambre qu'un jeune homme qui en était atteint.

Trousseau, dans ses leçons cliniques, ne manque pas de citer plusieurs exemples de contagion.

Lombard croit que l'épidémie de Genève (1848-49), a été importée dans cette ville par un jeune homme atteint d'oreillons, qui venait de Paris.

Rilliet cite un cas démonstratif : « Une jeune fille habitait une campagne dans les environs de laquelle il n'y avait point eu de cas épidémique; elle-même n'avait été en rapport avec aucun enfant atteint d'oreillons. Elle passe une journée avec une de ses parentes qui, depuis six jours, avait la maladie régnante; huit jours après, elle tombe malade elle-même et communique les oreillons à son frère quinze jours plus tard. Ce jeune garçon n'avait pas quitté la campagne et n'avait pu prendre la maladie que de sa sœur. »

De nombreux faits analogues sont rapportés par

Bouteillier (*Thèse de Paris*, 1866), par Séta (*Thèse*, 1869), par Carpentier (*Thèse de Paris*, 1869).

D'après une observation de Bernutz, relatée dans la thèse de Séta[1], les oreillons seraient transmissibles même pendant la convalescence.

« Trois enfants d'une famille à laquelle je donnais mes soins, dit Bernutz, eurent successivement les oreillons ; je prévins les parents que la maladie était contagieuse et je leur recommandai d'isoler les malades. Au bout de six semaines, les parents me demandèrent si leurs enfants pourraient sans danger aller rendre visite à la famille de leur oncle qui était à la campagne et dont j'étais également le médecin. Ils y allèrent et communiquèrent la maladie à leurs deux petits cousins. »

On ne peut savoir combien de temps dure la contagiosité des oreillons, quelle est la vitalité du contage, s'il ne peut se conserver dans les vêtements, etc.

M. le professeur Peter a vu, dans sa propre famille, la contagion procéder ainsi : son fils, âgé de 3 ans, reste quelques heures à Versailles avec ses deux cousins, dont l'un (7 ans) avait, et l'autre

---

1. Paris, 1869.

(5 ans) allait avoir les oreillons ; de retour à Paris, il présente bientôt les mêmes symptômes et communique la maladie à sa bonne, qui fut très sérieusement atteinte et mit trois jours à guérir.

M. Laveran tient de Bussard la communication suivante : Pendant l'hiver de 1874-1875, les oreillons régnaient dans la population civile de l'île d'Oléron ; la garnison, qui se composait de 250 hommes casernés dans l'aile droite du château d'Oléron, fut atteinte par l'épidémie au mois de janvier ; le premier cas fut observé sur un soldat qui, quinze jours auparavant, avait passé plusieurs heures dans une chambre où se trouvaient deux enfants atteints d'oreillons ; quatre compagnons de chambrée du premier malade présentèrent bientôt après les symptômes des oreillons, puis la maladie se répandit dans les chambrées voisines : 28 hommes furent atteints, parmi lesquels 16 avaient moins d'un an de service. Ce qui rend le fait particulièrement intéressant, ajoute M. Laveran, ce qui lui donne, on peut le dire, toute la valeur d'une expérience, c'est que, dans l'aile gauche du château d'Oléron se trouvaient, à l'époque dont nous parlons, 220 disciplinaires de la marine, soumis aux mêmes conditions météorologiques que les soldats, faisant quotidiennement des exercices, plus prolongés même que ceux imposés aux soldats, mais parfaitement isolés et ne pouvant avoir aucun rapport avec la population civile, ni avec les soldats de la ligne ; or, aucun disciplinaire de la marine ne fut atteint d'oreillons.

Ce fait montre de plus que le contage des oreillons n'est pas volatile ni transportable au loin par l'atmosphère, puisqu'on peut habiter impunément l'aile gauche d'un bâtiment dont l'aile droite est infectée.

Mon collègue, le docteur Variot, a rapporté l'histoire d'une petite épidémie scolaire, qui montre bien aussi que la contagion des oreillons ne s'exerce pas à distance [1].

Dans une des écoles municipales maternelles de la ville de Paris, vingt-cinq enfants sont atteints par les oreillons dans l'espace d'une quinzaine de jours. Les salles de cette école maternelle sont situées au rez-de-chaussée d'un grand bâtiment dont les étages supérieurs sont occupés par une autre école de jeunes filles comptant plus de deux cents élèves. Une grande porte vitrée, habituellement fermée, et un mur de $2^m,50$ de haut séparent la cour de

---

1. Épidémie d'oreillons limitée par un mur et par une porte vitrée. (*Bulletin médical*, 1887.)

l'école maternelle de la cour des grandes filles. La porte vitrée n'est ouverte que deux ou trois fois par jour pour les besoins du service et on la referme aussitôt. Or cette clôture mince et incomplète a suffi pour limiter l'épidémie à son premier foyer et l'empêcher de gagner l'école des grandes filles.

Dans la salle de classe de l'école maternelle, qui peut contenir de 100 à 130 enfants, suivant les saisons, on place tous ces petits enfants sur les gradins d'une estrade. Ces gradins n'étant qu'au nombre de huit, et n'ayant pas plus de 5 mètres de longueur (en tout 40 mètres), chaque enfant dispose seulement de 30 centimètres, en moyenne, pour s'asseoir. Il y a donc un véritable entassement, et les contacts sont inévitables et incessants. Il en résulte, pour la transmission des maladies contagieuses, un véritable danger.

Voici la marche de l'épidémie : le 11, le 12, le 13 février 1887, un cas par jour, soit trois cas ; le 14, deux cas ; le 15, quatre cas ; le 23, deux ; le 27, un ; le 28, trois cas ; soit, en tout, 25 cas, après quoi l'école fut licenciée.

Pendant toute la durée de l'épidémie ourlienne de l'école maternelle (18 jours), les élèves de l'école voisine, immédiatement contiguë à l'école maternelle, étaient indemnes. Une seule jeune fille de cette école fut atteinte, mais elle allait tous les soirs chercher son petit frère à l'école maternelle.

M. Variot conclut de cette limitation de l'épidémie par une porte vitrée et un mur peu élevé, que le contage des oreillons ne se transmet que par contact direct, que l'air atmosphérique ne peut lui servir de véhicule. Un mur de 2^m,50 de haut, cloisonnant une cour entourée de maisons, ne saurait empêcher les échanges gazeux et les courants atmosphériques pendant les récréations des deux écoles. Il en résulte que l'isolement des oreillons est très facile et que la propagation de la maladie peut être aisément entravée.

La propagation des oreillons se fait de proche en proche; dans un service d'hôpital, s'il y a des cas intérieurs, ces cas se déclarent chez les individus qui couchent près des malades atteints d'oreillons.

M. Jourdan, qui a raconté l'épidémie du 28° bataillon de chasseurs (Dax), remarque que, lorsqu'un homme était atteint, la plupart de ses voisins ne tardaient pas à l'être à leur tour[1].

Bouchut niait la contagiosité des oreillons. Cohnheim, tout en admettant la contagiosité des oreillons, fait intervenir les conditions de milieu (localité

---

1. *Mém. de méd. mil.*, 1878.

et constitution du sol), qui sont superflues. C'est avec raison que M. Laveran s'élève contre cette doctrine : la contagion est indépendante du milieu et du sol; pour qu'une épidémie se développe, il suffit que le germe soit importé dans une agglomération de personnes jeunes auxquelles une première atteinte n'a pas conféré l'immunité.

Les coups portés par la contagion, dans les pensions, les régiments, ne sont pas d'emblée nombreux et multipliés; ils sont successifs et séparés par des intervalles assez longs, qui tiennent à la durée assez longue de l'incubation [1].

Un cas est importé dans une famille, dans une école; il reste isolé pendant 8, 10, 15 jours et davantage parfois, et l'on peut espérer qu'il sera stérile; mais voici un second cas, puis un troisième, un quatrième, et ainsi de suite, jusqu'à extinction de l'épidémie. Les autres maladies contagieuses ne procèdent pas ainsi et la fertilité des cas importés s'accuse plus bruyamment; la rougeole, à ce point de vue, peut être opposée aux oreillons; quand elle pénètre dans une pension, elle a bientôt atteint tous les enfants en état de

---

1. Dans l'épidémie de Genève, il y eut presque toujours, dit Rilliet, succession et non simultanéité de début entre les membres d'une même famille.

réceptivité, et rendu le licenciement nécessaire. De cette marche saccadée et serpigineuse des épidémies ourliennes résulte la longue durée de ces épidémies.

A Arras (Rizet), la maladie commence en janvier 1864 dans la population civile ; plusieurs enfants sont atteints, puis 22 cas se déclarent dans le régiment du génie, et ce n'est qu'au mois d'avril que les fantassins et les cuirassiers sont atteints à leur tour.

Les oreillons ne récidivent pas, ou ne récidivent qu'exceptionnellement, comme les fièvres éruptives, dont ils se rapprochent.

Rilliet a fort bien mis en relief cette particularité : « J'ai observé, sous ce rapport, des faits très concluants. Ainsi j'ai vu un père et ses enfants contracter la maladie à laquelle la mère échappait parce qu'elle l'avait eue autrefois à Paris ; j'ai fait la même remarque sur un enfant de huit ans qui avait pris les ourles en voyageant il y a deux ans et qui, dans cette épidémie, est le seul de sa famille qui ait été préservé. Je pourrais citer beaucoup d'autres exemples analogues. Enfin, par l'observation directe, j'ai pu m'assurer que les individus qui, cette année, ont eu les oreillons, n'en avaient jamais eu auparavant. »

Les exceptions citées par quelques auteurs ne sauraient infirmer la règle ; elles seront regardées comme des curiosités pathologiques, des anomalies sans portée clinique.

C'est ainsi que M. le Dr Servier a vu un soldat pris d'oreillons, quoiqu'il eût été atteint de cette maladie cinq ans auparavant et qu'il en eût gardé une atrophie presque complète d'un testicule [1].

Malgré tous ces faits probants qui mettent hors de doute l'infectiosité des oreillons, un certain nombre de médecins font intervenir l'action du froid et rapprochent les oreillons des maladies rhumatismales.

Rochard, à Belle-Ile, a remarqué que les jeunes soldats soumis aux corvées, aux gardes, aux refroidissements étaient atteints, alors que les sergents, les tambours, les caporaux restaient indemnes [2]. Cela revient à dire que les vieux soldats sont moins exposés que les recrues ; le refroidissement ne joue aucun rôle. Le rajeunissement des cadres de notre armée (LAVERAN) a d'ailleurs fait disparaître cette immunité dont jouissaient autrefois les sergents et les caporaux de nos vieux régiments.

---

1. *Mém. de méd. mil.*, 1878.
2. *Journal de médecine*, 1757.

Le froid, à la rigueur, peut produire un catarrhe du canal de Sténon (BOUCHUT), comme l'évolution de la dent de sagesse peut entraîner une stomatite avec propagation au canal de Sténon et à la parotide (MOURSOU) ; sous ces deux influences, on peut avoir une inflammation de la parotide, une parotidite catarrhale.

Mais la maladie, ainsi provoquée, n'a que de grossières analogies avec les oreillons.

Par quelle voie le germe des oreillons pénètre-t-il dans l'économie? Est-ce par ingestion, par inhalation, par contact direct? Nous ne le savons pas. Il est possible que l'agent pathogène s'introduise par la bouche, se cultive dans la salive et atteigne ensuite la parotide, par l'intermédiaire du canal de Sténon. Mais on ne peut faire, à ce sujet, que des hypothèses.

On doit admettre, dit M. Hénoch, que l'agent infectieux pénètre dans la parotide par le conduit de Sténon et y provoque un état irritatif avec gonflement parenchymateux de la glande, peut-être avec rétention partielle de la sécrétion salivaire. Il déclare n'avoir pas observé le gonflement de la rate et des ganglions lymphatiques signalés par quelques auteurs. « Du reste, ajoute-t-il, on ne sait pas encore si la parotide a le privilège de

recueillir et de retenir le contage ou si elle partage cette propriété avec les glandes sublinguale
et sous-maxillaire. Quelques cas rapportés par
Penzoldt et des observations de Soltmann parlent
en faveur de cette dernière manière de voir, et j'ai
traité moi-même un adulte chez lequel, après des
prodromes gastriques et fébriles, les deux glandes
sous-maxillaires se tuméfièrent ; il se fit ensuite
une métastase sur le testicule droit, sans que la
parotide participât à la maladie. »

L'analogie des oreillons avec les fièvres éruptives est signalée par la plupart des auteurs
modernes. Vogel reconnaît bien que les oreillons
sont analogues aux fièvres éruptives, mais il ajoute
qu'ils s'en distinguent par la *non contagiosité*, ce
qui est absurde.

Trousseau professait des idées plus saines. « Les
oreillons sont une maladie spécifique que l'on peut,
à beaucoup d'égards, ranger dans les fièvres éruptives où, à l'exemple de quelques auteurs, je la
place en effet. Spécifique comme elles, comme
elles activement contagieuse, elle frappe ordinairement la jeunesse... elle ne récidive pas,
etc... »

Bouchut, qui avait observé de nombreux cas
d'oreillons, comme tous les médecins d'enfants, ne

se faisait pas une idée très nette de la nature de la maladie.

« Les oreillons, dit-il, ne sont qu'une parotidite légère. Ils ont la plus grande analogie avec les parotidites des fièvres graves septicémiques appelées *parotides*. C'est le même siège anatomique, et ces deux affections résultent d'une rétention salivaire produite par l'inflammation obstructive du canal de Sténon. »

Cette pathogénie des oreillons est insoutenable, elle est contredite par les cas frustes sans participation de la parotide, par les exemples *d'orchite ourlienne d'emblée*, dont Bouchut lui-même déclare avoir été témoin.

CHAPITRE III

ANATOMIE PATHOLOGIQUE ET BACTÉRIOLOGIE

SOMMAIRE : Lésions de la parotide. — Lésions du testicule. — Altérations du sang. — Ptomaïnes urinaires. — Bactériologie. — Nature des oreillons.

LÉSIONS DE LA PAROTIDE

Les autopsies étant très rares, nous ne possédons que peu de renseignements sur l'anatomie pathologique des oreillons. Pour Virchow, il existe, dans les oreillons, une parotidite analogue à celle qui survient secondairement dans les maladies infectieuses. Ce sont les canaux de la glande qui sont atteints dans les deux cas. Dans l'un, le catarrhe serait simple et n'aboutirait pas à la suppuration; dans l'autre, il serait plus intense et souvent suppuré.

M. Jacob, chez un soldat emporté par un œdème de la glotte, au cours des oreillons, a noté ce qui suit : les glandes parotides et sous-maxillaires n'étaient pas augmentées de volume, mais leur atmosphère celluleuse était remplie d'une sérosité verdâtre, transparente, gélatineuse, donnant au tissu une consistance lardacée. Ranvier, ayant fait l'examen histologique des glandes, ne les trouva pas enflammées, pas plus que les ganglions voisins. Nulle part il n'y avait de prolifération cellulaire et l'épithélium des conduits salivaires était intact. Le tissu conjonctif interacineux n'était pas œdématié. Il y avait seulement œdème périparotidien et œdème de la glotte.

M. Cadet de Gassicourt, se basant sur la clinique, pense qu'il n'y a que de l'hyperémie.

C'était aussi l'opinion de Trousseau, qui n'avait pas manqué d'opposer la parotidite aux oreillons. L'une, dit-il, est une inflammation de la glande, du tissu cellulaire qui entre dans sa composition, et cette inflammation, qui survient dans le cours ou le déclin des fièvres graves, est susceptible de passer et passe fréquemment à la suppuration. L'autre (les oreillons) n'est, à proprement parler, qu'une simple fluxion de la glande.

LÉSIONS DU TESTICULE

M. Reclus, ayant examiné un testicule atrophié à la suite d'orchite ourlienne, l'a trouvé mou, flasque ; l'albuginée, trop large pour le contenu, se plissait à la surface, la substance glandulaire était anémiée, opaline, d'un blanc laiteux ; à la coupe, qui était lisse, les tubes séminifères ne se dessinaient que vaguement, on pouvait encore les dérouler, mais ils étaient si grêles qu'ils ne tardaient pas à se rompre. L'examen histologique fait par M. Malassez a montré ce qui suit : le tissu conjonctif intercanaliculaire n'est pas épaissi, les vaisseaux sont sains, les tubes séminifères sont diminués de volume (60 à 120 μ au lieu de 150 à 200 μ) ; la paroi externe des tubes est intacte, mais la tunique interne est plus épaisse ; plus d'épithélium, les tubes séminifères sont transformés en cordons pleins. Pour M. Reclus, c'est une *sclérose parenchymateuse* du testicule.

ALTÉRATIONS DU SANG

M. Quinquaud a étudié le sang au point de vue chimique[1]. Il a vu que l'hémoglobine était peu altérée, qu'elle pouvait rester normale ou descendre à 110 pour 1,000 ; l'albumine diminue, peut descendre à 65 grammes pour 1,000 et même au-dessous, la fibrine à 3, à 5 grammes, en même temps que les matériaux de désassimilation s'élèvent à 8, 12, 14 grammes. L'urée est un peu augmentée.

---

[1]. Thèse d'agrégation, 1880.

MICROBES DES OREILLONS

Bien que les oreillons appartiennent, d'une façon incontestable, à la classe des maladies infectieuses et contagieuses, leur microbe n'est pas encore nettement déterminé.

MM. Capitan et Charrin, ayant examiné la salive et le sang de six malades atteints d'oreillons, ont trouvé des micro-organiques de deux ordres : 1° des bâtonnets de 2 à 3 millièmes de millimètre de longueur; 2° des microcoques [1]. Ces microbes étaient mobiles; ils se cultivaient dans le bouillon de Liebig, mais leur inoculation aux animaux fut négative.

Un malade, dont l'observation est rapportée dans la thèse de M. Karth [2], présenta, dans ses urines et sa salive, des microbes qui furent étudiés par M. Ch. Bouchard.

Plus tard, M. A. Ollivier, ayant eu l'occasion d'étudier complètement trois enfants atteints d'oreillons, fit part des résultats qu'il avait obtenus à l'Académie de médecine [3]. Sur un premier ma-

1. *Société de biologie*, 1881.
2. *Paris*, 1883.
3. Acad. de méd., 23 juin 1885. *Revue des maladies de l'enfance*, juillet 1885.

lade (garçon de 11 ans), l'examen microscopique de la salive montre un grand nombre de cellules épithéliales altérées, des leucocytes, des bâtonnets et des microcoques. Ces microcoques, isolés ou réunis deux à deux, ou bien formant des chaînettes de quatre éléments, des zooglées, n'ont pas plus d'un demi-millième de millimètre de diamètre. Les bâtonnets rappellent ceux de Capitan et Charrin. M. Ollivier colora ces microbes avec le violet de gentiane. Les mêmes éléments se retrouvaient dans l'urine. Un examen comparatif fait sur deux enfants de l'hôpital, non atteints d'oreillons, ne montra aucun microbe semblable. Chez deux autres enfants atteints d'oreillons et âgés de 10 ans 1/2 et 13 ans 1/2, l'examen de la salive, du sang et des urines montra des microcoques, des diplocoques et des bactéries courtes, animés de mouvements, à la période d'état de la maladie. Plus tard, à la période de guérison, le microscope ne permit plus de découvrir ces éléments.

Quoiqu'il manque à ces recherches le double contrôle des cultures et des inoculations expérimentales, M. Ollivier n'en croit pas moins s'être trouvé en présence du microbe des oreillons. Or, il est certain que ce microbe, dont l'existence n'est pas douteuse, ne peut être considéré comme déterminé par les intéressantes investigations de MM. Charrin et Capitan, Aug. Ollivier, etc. Ces auteurs ont eu le mérite d'ouvrir la voie, il faut espérer qu'elle conduira prochainement à la découverte du véritable agent pathogène des oreillons.

Ces réserves, que je maintiens, ne doivent pas m'empêcher d'accueillir et de mentionner dans ce livre les résultats concordants annoncés par M. Boinet et par M. Bordas.

M. Boinet aurait retrouvé, dans les oreillons, des microbes analogues à ceux que MM. Capitan et Charrin ont décrits [1].

M. Bordas, poussant plus loin, aurait cultivé le bacille des oreillons [2]. Voici en quels termes il fait part de sa découverte à la Société de biologie : Des cultures faites avec le sang provenant de malades atteints d'oreillons, nous ont fourni un bacille qui se développe en huit heures. Ce microbe, que nous désignerons sous le nom de *bacillus parotidis*, est immobile à certaines phases de son développement, parfois renflé à ses deux extrémités, et prend la forme d'S ou de V, quand il se divise en articles.

Quand le milieu de culture est pauvre, le bacille

1. *Lyon médical*, 1885.
2. *Société de biologie*, 1889 (*Bulletin médical*).

donne des spores. Dans le bouillon, les cultures ont un aspect trouble et grisâtre, et quand ce bouillon, ayant servi huit jours à une culture, a été filtré, il n'est plus ensemençable.

Le bacille des oreillons résiste assez bien à l'air libre, mais il meurt à une température de 60°. Pour tuer les spores, il faut porter la chaleur à 90°. Le sublimé mélangé au bouillon de culture, dans la proportion de 1 pour 500,000, suffit à empêcher le développement des cultures. L'acide borique agit de même, mais l'iodoforme est sans action.

Les cultures faites avec de la salive sont très riches en bacilles, M. Bordas pense que la salive est le véritable véhicule du contage, et que les oreillons se développent à la suite du dépôt des spores dans le canal de Sténon. Il ajoute que le *bacillus parotidis*, décrit par lui, semble identique à celui de MM. Capitan et Charrin[1].

PTOMAÏNES URINAIRES

Dans une note de M. Griffiths[2], présentée à l'Académie des sciences par M. Armand Gautier, il est fait mention de *ptomaïnes urinaires* rencontrées

---

1. MM. Laveran et Catrin ont retrouvé récemment (Soc. de biol., 28 janv. 1893) un microbe analogue.
2. Acad. des sciences, 9 novembre 1891.

dans plusieurs maladies infectieuses, et notamment les oreillons. M. Griffiths aurait pu, à l'aide de procédés chimiques perfectionnés, retirer de l'urine des malades atteints d'oreillons une ptomaïne spéciale, encore mal définie, mais ne se retrouvant pas chez les sujets sains. Le fait en lui-même est intéressant et n'a pas lieu de surprendre; il est certain que la fièvre ourlienne est une maladie infectieuse; il est probable que son microbe sécrète des poisons solubles éliminés par les reins.

NATURE DES OREILLONS

Béhier considérait les oreillons comme une maladie *a frigore*; il est superflu de réfuter cette opinion; j'en dirai autant de l'opinion de Franck, qui considérait les oreillons comme une fièvre rhumatismale; il est inutile de parler de ceux qui nient la contagion, c'est-à-dire l'évidence.

Il est certain que les oreillons ont une origine infectieuse, qui les rapproche des fièvres éruptives; mais leur nature parasitaire n'a pas encore trouvé sa preuve expérimentale.

« Nous pensons, dit Karth, d'accord en cela avec M. Bouchard et avec MM. Charrin et Capitan, que cette preuve ne sera donnée que quand les liquides de culture provenant d'oreillons inoculés à des animaux auront reproduit chez eux la maladie. Car on ne connaît pas d'espèce animale susceptible d'avoir spontanément une affection analogue aux oreillons. Il n'est donc pas étonnant qu'on n'ait pas encore trouvé moyen de les provoquer chez eux artificiellement... En somme, il reste à faire pour les oreillons ce que M. Pasteur a fait pour le charbon et pour le choléra des poules, et ce que MM. Bouchard, Capitan et Charrin ont fait pour la morve. Jusque-là il faut se borner à enregistrer les faits. On a trouvé des organismes dans les oreillons, voilà un premier fait. Ces organismes ont cultivé, voilà un second fait. Il reste à démontrer que ces organismes sont bien la cause de la maladie. Cette preuve ne sera faite que quand on aura créé de toutes pièces les oreillons chez un animal à l'aide de ces organismes isolés par des cultures successives. La nature parasitaire des oreillons est donc infiniment probable, mais non démontrée. »

CHAPITRE IV

SYMPTOMES ET ÉVOLUTION

Sommaire : Incubation. — Prodromes. — Signes locaux. (Douleur, gonflement, etc.) — Oreillons sous-maxillaires. — Oreillon sub-lingual. — État de la bouche et de la gorge. — Sécrétion salivaire. — Symptômes généraux. — Fièvre. — Formes et degrés de la maladie. — Marche. — Durée. — Terminaisons. — Rechutes et récidives.

INCUBATION

Les oreillons ont une période d'incubation très longue, beaucoup plus longue que celle des fièvres éruptives.

L'incubation la plus courte n'est pas inférieure à huit jours, la plus longue peut atteindre quatre semaines.

Sur 29 cas qui se sont produits dans des conditions favorables à la recherche de l'incubation, Lombard et Rilliet ont noté que sa durée a été :

De 8 jours dans..........................	1 cas.
De 19 à 20 jours dans.....................	11 —
De 20 à 22 —	13 —
De 23 à 26 —	1 —
Total......	29 cas.

L'incubation moyenne paraît donc être de 3 semaines.

La période d'incubation peut être évaluée parfois d'une façon précise et exacte.

M. Roth a vu, dans le service de Bamberger, trois malades chez lesquels cette incubation avait duré 18 jours [1].

Dans le premier cas, la transmission des oreillons se fit de lit à lit ; dans le second cas, c'est par le médecin que la maladie fut propagée ; et dans le troisième, par la literie non désinfectée ayant servi à un sujet atteint d'oreillons.

M. Pearse fixe à 18 jours également la durée de la période d'incubation.

Pour M. Hénoch, la période d'incubation oscille entre 14 et 22 jours.

Dans une petite épidémie observée par M. Cadet de Gassicourt, et importée dans les salles par un enfant venu du dehors, le premier cas intérieur éclata 20 jours après l'apparition des premiers symptômes chez l'enfant importateur.

Pour d'Espine et Picot, l'incubation varierait entre 4 et 26 jours, avec une durée habituelle de 2 à 3 semaines.

---

1. *Munch. med. Woch.*, 1886, n° 20.

Le 6 mai 1892, j'observe un petit garçon de 4 ans, assez bien portant d'habitude, quoiqu'il ait eu jadis une double otorrhée; depuis hier, il est pris d'un gonflement parotidien qui a débuté à droite pour gagner rapidement le côté gauche. Aujourd'hui, les deux côtés sont également pris; le gonflement pré-auriculaire est mou, indolore, incolore. L'enfant n'a pas de fièvre, il continue à jouer et à manger comme d'habitude. Pas d'oreillons dans son entourage. Il a été à l'école, pour la dernière fois, le 16 avril; en supposant qu'il ait été contaminé ce jour-là, la période d'incubation aurait été de 19 à 20 jours. Mais il peut très bien avoir été contagionné avant cette date, et la durée supposée de l'incubation a été probablement dans ce cas supérieure à 20 jours.

PRODROMES

Rilliet (Épidémie de Genève), signale la rareté des prodromes; le gonflement des parotides était le premier symptôme appréciable.

M. Cadet de Gassicourt, dans le second volume de ses leçons cliniques, accorde également très peu de place aux symptômes prodromiques, parce qu'ils manquent souvent ou sont insignifiants. Il a observé parfois un peu de fièvre, de courbature, d'anorexie, même quelques vomissements, mais jamais de phénomènes inquiétants, tels que le délire et les convulsions signalées par quelques auteurs.

MM. Barthez et Sanné ont noté les prodromes dans la moitié des cas d'une épidémie de pension qui atteignit 230 enfants sur 540. Sur les cas sporadiques de l'hôpital, les prodromes se montrent une fois sur 3.

Chez un malade de M. Karth [1], les oreillons furent précédés de symptômes assez sérieux : malaise, fièvre, anorexie, vomissements, céphalalgie. On note parfois l'épistaxis. Généralement l'invasion des oreillons est peu bruyante, on n'observe pas ici l'éclat et la brutalité de l'entrée en scène des fièvres éruptives, même quand les prodromes ont manqué.

Les prodromes, quand ils existent, sont légers, au point de passer souvent inaperçus. Ils ne durent pas plus de 24 à 36 heures.

Je signale un mode d'invasion dont j'ai été plusieurs fois témoin chez les enfants. Un jeune sujet, bien portant la veille, ou le jour même, est pris

____

1. *Thèse de Paris,* 1883.

tout à coup de douleurs auriculaires atroces, qui lui font pousser des cris et le privent de sommeil. Ces douleurs, très aiguës, sont unilatérales le plus souvent, et au réveil la parotide du même côté présente un gonflement caractéristique.

Voici quelques exemples :

Le 27 juin 1792, se présente au dispensaire de la Villette un garçon de 11 ans et demi, qui a été pris, il y a cinq jours, de douleurs au niveau de l'oreille gauche. Ces douleurs étaient assez vives pour empêcher le sommeil; en même temps il y avait de la fièvre, de la céphalalgie, de l'anorexie. Aujourd'hui, je constate un gonflement notable au-devant de l'oreille droite avec propagation au cou. Le côté gauche est indemne, la maladie reste unilatérale. L'examen de la muqueuse buccale ne montre pas de rougeur énanthématique, mais la salive fait rougir le papier de tournesol.

Le 11 mai 1892, on me conduit une jeune fille de 10 ans, grande et forte, pour un gonflement diffus, mou, sensible, de la parotide gauche. L'enfant ne peut ouvrir la bouche, il y a un véritable *trismus* qui entrave la mastication. Ce gonflement a été précédé, depuis 3 jours, de *somnolence* prolongée, de fièvre, avec rougeur de la face, d'anorexie avec état saburral, de céphalée, etc. Hier et avant-hier, il y a eu un *saignement de nez* assez abondant.

Son frère, âgé de 5 ans, se plaint des oreilles depuis deux jours (*otalgie*), au point de ne pouvoir manger ; un léger gonflement est déjà visible.

Un autre frère, âgé de 6 ans et demi, a eu les oreillons, il y a 15 jours, et les douleurs d'oreille étaient assez fortes pour lui arracher des cris.

GONFLEMENT PAROTIDIEN

Le gonflement de la région parotidienne, signe capital des oreillons, peut ouvrir la marche ou succéder à la phase prodromique que je viens d'indiquer. Il s'accuse, dans la plupart des cas, de très bonne heure, et il déforme le visage d'une façon plus ou moins notable. Le siège du gonflement répond précisément à la région parotidienne, c'est-à-dire à l'espace angulaire qui sépare l'apophyse mastoïde de la branche montante du maxillaire. A ce niveau la peau est gonflée, lisse, un peu dure, douloureuse à la pression et aux mouvements de la mastication. De son point initial, le gonflement diffuse plus ou moins sur les parties voisines, sans être nulle part délimité par un sillon, comme l'érysipèle de la face.

Les deux glandes se prennent, non pas ensemble, mais successivement, à un, deux, parfois trois jours d'intervalle. Bouchut a dit que les *oreillons n'avaient pas de singulier*, c'est-à-dire que les deux parotides étaient toujours prises; cela n'est pas absolument exact.

L'unilatéralité n'est pas exceptionuelle, il s'en faut. Dans certaines épidémies, dit Laveran, *l'oreillon* a été plus commun que *les oreillons*; c'est ainsi que Rizet, lors de l'épidémie d'Arras, a noté : 14 fois une parotide simple, 8 fois une parotide double, sur 22 cas. Dans l'épidémie de Genève, observée par Rilliet, la proportion de l'oreillon simple à l'oreillon double a été de un à six et la proportion des oreillons successifs aux oreillons doubles d'emblée de trois à un.

Les formes et les degrés de la tuméfaction parotidienne sont très nombreux.

Rilliet distingue trois degrés :

1er *degré*. Tumeur peu développée, léger engorgement mou qui déforme à peine les traits et qui pourrait échapper à un examen superficiel.

2e *degré*. La région parotidienne fait une saillie évidente ; elle est bombée, tendue, douloureuse à la pression; la peau est quelquefois rouge. Ce degré moyen est le plus ordinaire.

3e degré. La tuméfaction des régions parotidiennes est considérable, elle défigure les malades et gagne de tous côtés sur les parties voisines. « Nous avons vu, disent Rilliet et Barthez, cette tuméfaction portée au point que la tumeur partant des régions parotidiennes s'étendait presque jusqu'à l'extrémité externe de la clavicule, donnant à la tête et au cou une apparence piriforme, et rendait les malades à la fois grotesques et méconnaissables. » Dans l'épidémie d'Arras, quelques exemples de gonflement monstrueux ont été rapportés par Rizet.

Trois des malades adultes présentaient une déformation de la face épouvantable : deux avaient les parotides et les glandes sous-maxillaires tellement gonflées, que *leur aspect n'avait plus de forme humaine;* le troisième portait une tumeur énorme. *Ce malade était vraiment méconnaissable pour ses plus intimes amis.*

« Chez un jeune homme de seize ans, la parotide droite seule fut prise, et en moins de cinq jours elle touchait l'articulation sterno-claviculaire de ce même côté; la peau était luisante et donnait une fausse sensation de fluctuation. En quinze jours, tout avait disparu; il restait seulement au cou un engorgement des ganglions cervicaux en forme de chapelet, dissous lui-même au bout de deux mois ; c'est peut-être, avec l'observation rapportée par Henry, le cas le plus volumineux d'engorgement parotidien. Celui de ce médecin avait pour sujet une petite fille de cinq ans ; chez cette enfant, la glande engorgée s'étendait depuis l'apophyse mastoïde jusqu'au milieu du cou. »

J'ai moi-même eu l'occasion d'observer cette forme défigurante ; chez un jeune enfant, l'engorgement des glandes salivaires et la congestion œdémateuse périphérique étaient tels que les deux gonflements parotidiens se rejoignaient sur la ligne médiane en formant un triple menton, des plus gênants et des plus disgracieux.

Dans ce cas les glandes sous-maxillaires et sublinguales étaient également prises, et je crois que les ganglions lymphatiques étaient aussi tuméfiés à un certain degré.

Il est facile de constater que la tuméfaction intéresse bien réellement les glandes salivaires, et non pas seulement l'atmosphère célluleuse qui les entoure ; elle siège au-devant du tragus, en arrière de la branche montante du maxillaire qu'elle déborde ; quand la saillie glandulaire est forte, on peut pour ainsi dire palper et pétrir la parotide, dont on distingue la lobulation et la surface inégale et grenue.

En général la peau, qui recouvre les glandes, est peu altérée, peu adhérente aux tissus profonds, peu colorée. Cependant il n'est pas rare de noter un aspect rouge, luisant, qui évoque l'idée du phlegmon ou de l'érysipèle.

La pression est plus ou moins douloureuse : elle est parfois bien supportée ou à peine sensible ; ailleurs elle provoque chez les malades un recul qui indique une vive douleur.

Rilliet a trouvé des points particulièrement sensibles : 1° un point au niveau de l'articulation temporo-maxillaire. Souvent même les mouvements spontanés de la mâchoire, dans l'action de parler, de manger, sont entravés ou empêchés par la douleur ; 2° un point postérieur, sous l'apophyse mastoïde ; 3° un point inférieur, au niveau de la glande sous-maxillaire. Mais ces points ne sont pas toujours aisément mis en relief ; ils se confondent avec l'endolorissement général de la région. Spontanément, la plupart des malades n'accusent pas de souffrance, mais seulement une sensation de gêne, de raideur, d'empâtement, d'immobilité. Quelques-uns souffrent beaucoup et présentent des irradiations névralgiformes. Les douleurs les plus vives que j'ai observées siégaient au niveau des oreilles, dans le conduit auditif ou la caisse du tympan ; elle ont été parfois assez vives pour arracher des cris aux enfants et leur ôter le sommeil. Ces douleurs étaient plus fortes à la phase prodromique de la maladie qu'à sa période d'état. L'écartement des mâchoires, bridées par le gonflement, est toujours pénible et limité ; la mastication est rendue difficile, sinon impossible, la préhension des aliments solides est entravée, beaucoup de malades ne peuvent prendre que des liquides, et chez quelques-uns même on est obligé d'introduire ces liquides à l'aide d'un chalumeau.

C'est dans ces cas qu'on peut constater un véritable *trismus* signalé par Rilliet, que j'ai observé également, et qui gêne à la fois l'alimentation et l'articulation des mots. Les mâchoires, serrées l'une contre l'autre, comme dans le tétanos, laissent à peine passer la pointe de la langue.

Sans être tétanisées, les mâchoires peuvent être assez gênées dans leurs mouvements pour donner à la prononciation un cachet particulier, bien frappant dans l'observation suivante.

Une petite fille de 10 ans a été prise le 8 juin 1892 d'un gonflement de la parotide droite, le lendemain la parotide gauche était envahie. Le 10 juin,

quand je la vis, les deux côtés étaient gonflés
inégalement, le côté gauche plus que le droit.
L'enfant n'ouvrait la bouche qu'avec peine pour
manger et pour parler, elle *parlait entre ses dents.*
En même temps, elle accusait de la dysphagie et
de la douleur de gorge; les piliers et les amygdales étaient rouges. Salive légèrement acide. Le
frère de la petite malade avait les oreillons en
même temps. Tous les deux avaient contracté la
maladie à l'école.

Le gonflement parotidien et péri-parotidien ne
se propage pas seulement en bas, vers le cou; il
peut remonter en haut vers les yeux. Le gonflement des paupières et du tissu cellulaire sous-
conjonctival a été noté par Gaillard [1], par Karth et
par d'autres observateurs.

Chez les deux malades étudiés par ces auteurs,
il y avait, accompagnant l'œdème palpébral, un
chémosis énorme sans sécrétion purulente. Chez
le malade de Karth, il y avait un certain degré
d'exophtalmie, due peut-être à l'œdème du tissu
cellulaire de l'orbite. L'exophtalmie accompagnant l'œdème palpébral est encore signalée par
Pognon [2].

---

1. *Thèse de Montpellier*, 1877.
2. *Thèse de Paris*, 1889.

MM. d'Heilly et Karth admettent que, dans ces cas de gonflement orbitaire et palpébral, la glande lacrymale est prise au même titre que les glandes salivaires. Sans doute, comme le dit Karth, l'œdème pré-auriculaire, sous-maxillaire, cervical, s'expliquant par la fluxion des glandes salivaires, il est légitime d'expliquer le chémosis et l'œdème palpébral par une fluxion analogue des glandes lacrymales. L'explication est donc plausible, mais un peu hypothétique.

M. Hénoch, qui a observé, dans un ou deux cas, la dilatation des veines temporales et péri-orbitaires, fait intervenir la compression de la veine faciale par la parotide gonflée.

Tous ces cas d'ailleurs sont rares et même exceptionnels.

Comment évolue le gonflement ourlien?

Dans les cas simples, il atteint son acmé en un ou deux jours et s'efface en trois ou quatre jours; il est rare qu'en huit jours la résolution complète ne soit pas obtenue. Dans les cas légers, cette résolution se fait encore moins attendre et l'engorgement parotidien est éphémère.

Cependant l'envahissement successif des deux parotides rend la régression plus lente; quelquefois la résolution du premier gonflement est presque achevée quand se montre le second. Alors la résolution peut être retardée jusqu'au dixième ou quinzième jour. Elle l'est aussi dans les cas à rechutes, à poussées nouvelles.

Règle générale, l'évolution du gonflement parotidien est beaucoup plus rapide chez les enfants que chez les adultes. Dans les cas intenses, chez les adultes, l'engorgement peut mettre trois ou quatre semaines à disparaître ; chez les enfants, la régression ne dépassera pas trois ou quatre jours.

OREILLONS SOUS-MAXILLAIRES

Si la tuméfaction des glandes parotides s'étend souvent aux autres glandes salivaires, et en particulier aux glandes sous-maxillaires, et plus rarement aux glandes sub-linguales, il est exceptionnel de voir la fluxion se localiser primitivement et se cantonner dans ces dernières.

Cependant le fait existe et l'on peut avoir des oreillons légitimes, sans participation appréciable des glandes parotides..

Rilliet, Trousseau, Guéneau de Mussy en témoignent.

Lors d'une épidémie qui atteignit plus de sept cents personnes, M. Fabre (Commentry), constata quatre fois la localisation sous-maxillaire, et deux fois à l'exclusion des parotides [1].

De nombreux auteurs, étrangers et français (Leitzen, Panck, Spengler, Fehr, Chauvin, Lamotte, Gaillard, Franz Penzoldt, Granier) ont rapporté des observations d'oreillons sous-maxillaires.

Amodru, dans une épidémie de pension qui frappa dix-neuf jeunes filles, observa quatre fois les oreillons sous-maxillaires [2].

M. Laveran en rapporte un cas avec complication d'orchite :

Un malade entre au Val-de-Grâce le 2 avril 1876 pour une rougeole légère.

Dans la nuit du 4 au 5 avril, les régions sous-maxillaires se tuméfient; le 5, au matin, on trouve dans ces régions des tumeurs de forme allongée, assez dures et douloureuses à la pression; les régions parotidiennes sont parfaitement libres, il n'y a ni tuméfaction, ni douleur à la pression. Les tumeurs sous-maxillaires augmentent de volume jusqu'au 7 avril, puis entrent en décroissance. Le diagnostic d'oreillons, qui avait été porté, pouvait paraître douteux à cause de l'immunité des paro-

---

1. *Société des sciences médicales de Gannat*, 1875-76.
2. *Thèse de Machado* (Paris, 1880).

tides; on pouvait soutenir, malgré la forme caractéristique des tumeurs qui dessinaient exactement les glandes sous-maxillaires, qu'il y avait eu tout simplement une double adénite, lorsque le 9 avril les deux testicules se tuméfièrent et devinrent douloureux; en même temps la température montait à 40°, puis 41°; défervescence le quatrième jour.

J'ai vu aussi récemment un cas dans lequel le gonflement était limité aux glandes sous-maxillaires, et un autre dans lequel il persistait à ce niveau après le gonflement parotidien.

Le 28 novembre 1892, on m'amène une fillette de quatre ans et demi, habituellement bien portante, qui a été prise avant-hier de fièvre, d'anorexie. Hier, sa mère a remarqué un gonflement des joues rappelant la fluxion dentaire; mais l'enfant ne souffre pas des dents. Aujourd'hui, on constate la présence d'un engorgement bilatéral, plus prononcé à gauche qu'à droite, au niveau de la région sous-maxillaire. En palpant les joues et en descendant sous le maxillaire inférieur, on constate nettement la présence d'un corps ovalaire, de la dimension d'une amande, qui ne peut être que la glande sous-maxillaire. Les parotides ne sont pas tuméfiées, et les régions pré-auriculaires sont normales. État saburral de la langue, acidité légère de la salive, pas d'énanthème.

Le 29 juin 1892, je vois une petite fille de neuf ans, prise, il y a huit jours, d'un gonflement sous-maxillaire droit, qui s'étendait ensuite à la parotide du même côté. Quatre jours après, la parotide gauche était envahie à son tour et la glande sous-maxillaire gauche également.

Aujourd'hui, voici ce que l'on constate : à droite, la parotide n'offre plus trace de gonflement, tandis que la glande sous-maxillaire est dure et grosse comme un marron. Les oreillons, qui ont commencé par cette glande, ne l'ont pas encore quittée. A gauche, la région parotidienne est le siège d'un gonflement mou, qui s'étend en bas sous la mâchoire ; on constate nettement l'augmentation de volume considérable de la glande sous-maxillaire gauche. Dans ce cas, la localisation primitive et principale des oreillons s'est faite sur les glandes sous-maxillaires. Le gonflement sous-maxillaire est douloureux à la pression ; l'enfant ne peut mâcher ses aliments, elle ouvre difficilement la bouche et ne déglutit qu'avec difficulté. Si l'on n'était pas prévenu, on penserait à une *double fluxion dentaire*. Mais les dents sont saines et les ganglions ne paraissent pas engorgés. État fébrile,

langue saburrale, anorexie. L'examen de la muqueuse buccale ne révèle pas de rougeur ; la salive
est acide au papier de tournesol.

OREILLON SUB-LINGUAL

L'oreillon sub-lingual, sans participation apparente des glandes sous-maxillaires et parotides,
est très rare. J'en ai vu pourtant un exemple assez
net. Le 30 novembre 1892, on me conduit, au Dispensaire, une fillette de onze ans, qui a été prise,
hier matin, à la suite de troubles peu marqués de
la santé générale, d'un gonflement sus-hyoïdien
qui m'a semblé caractéristique. Au-dessous du
menton, la peau est soulevée par une tuméfaction
symétrique, rénitente, peu douloureuse à la pression. Il y aurait eu hier, d'après le récit qui m'est
fait, une boursouflure légère de la région parotidienne et sous-maxillaire. Mais aujourd'hui il n'y
en a plus, et tout l'intérêt est concentré sur la
tuméfaction du plancher de la bouche. Quelques
ganglions très petits et indolores existent sur les
parties latérales du cou.

La pression digitale est légèrement douloureuse, non seulement sous le menton, mais encore
à l'angle des mâchoires et au-devant des oreilles.

La muqueuse buccale paraît saine, la salive ne fait pas rougir le papier de tournesol. Cependant la langue est recouverte d'un enduit saburral et l'enfant a perdu l'appétit.

Dans ce cas, il est impossible de ne pas songer aux oreillons des glandes sub-linguales; au moment de mon examen, ces glandes paraissaient tuméfiées, à l'exclusion des autres; mais, d'après le récit de la malade, les régions parotidiennes et sous-maxillaires auraient été gonflées la veille à un certain degré. Il est vrai que ce gonflement a été des plus éphémères, si éphémère, qu'on peut le mettre en doute. Le seul gonflement durable ayant été celui des glandes sub-linguales, on est légitimement autorisé à considérer ce cas comme un exemple d'oreillon sub-lingual.

Le cas de M. Hénoch est moins net que le précédent.

Sous le nom de *subglossite*, ou inflammation siégeant sous la langue et occupant le plancher de la bouche, Hénoch a décrit une maladie qui semble affecter les glandes sub-linguales et qui n'est probablement qu'une forme un peu anormale d'oreillons.

On voit, en pareil cas, la région sus-hyoïdienne gonflée, œdémateuse, la langue refoulée en haut les mâchoires écartées. En même temps existe une salivation plus ou moins abondante.

La maladie se termine par résolution, au bout de sept à huit jours.

MUQUEUSE BUCCO-PHARYNGÉE

Quand on examine la bouche et la gorge des malades, on ne voit ordinairement rien d'anormal ; la muqueuse n'est pas altérée, elle n'est pas rouge, elle n'est pas enflammée.

Dans quelques cas, on a noté un érythème, une congestion, un gonflement qui ont pu faire croire que les oreillons, comme les fièvres éruptives, avaient un *énanthème*. Rilliet, pendant l'épidémie de Genève, n'a rien observé du côté de la muqueuse buccale, pas de salivation, pas d'énanthème. Bouchut déclare que, si l'on parvient à faire ouvrir la bouche aux malades, on trouve la muqueuse de l'isthme du gosier ou du pharynx rouge, tuméfiée et offrant les traces *d'une inflammation érythémateuse bien prononcée.*

Ressiguier a noté aussi la rougeur de la muqueuse de l'arrière-bouche et le gonflement des amygdales.

Barthez et Sanné notent, 30 fois sur 230 cas, l'amygdalite et la pharyngite.

Trenel, dans sa thèse, cite deux cas d'oreillons avec angine (LAVERAN).

Malabouche a vu aussi, dans plusieurs cas, l'hyperémie du pharynx, du voile du palais, des amygdales.

Madamet (épidémie de Melun, 1877) a vu l'amygdalite coïncider 11 fois sur 56 avec les oreillons, et dans plusieurs cas le gonflement des amygdales fut considérable.

Servier (épidémie de Bayonne, 1878) dit : « Le plus souvent on a constaté une légère angine, un état inflammatoire des amygdales et de la muqueuse pharyngienne analogue à celui qu'on observe chez les malades atteints de la rougeole. »

Jourdan (épidémie de Dax, 1878) a noté l'angine 19 fois sur 61 cas d'oreillons : « L'angine pharyngée coïncidait avec les oreillons et les précédait souvent, si bien que la plupart de nos malades venaient d'abord se plaindre de mal à la gorge; nous constations une angine caractérisée par le gonflement et la rougeur des parois pharyngiennes, des piliers et des amygdales, et le lendemain ou le surlendemain seulement apparaissait le gonflement parotidien. Quelquefois l'angine constituait le symptôme dominant, et nous constations une desquamation en petits lambeaux épithéliaux. »

Dans cinq cas, il y avait amygdalite véritable, et dans deux cas les amygdales avaient acquis le volume de grosses noix. M. Jourdan ajoute que, trois mois après, les amygdales atteintes avaient disparu, ne formant plus qu'un mince lambeau entre les piliers. L'amygdalite ourlienne pourrait donc, comme l'orchite de même nom, se terminer par l'atrophie de l'organe. Ce fait ne doit être enregistré qu'avec réserves, il a besoin d'être confirmé par de nouvelles observations (LAVERAN). La tumeur parotidienne ne peut-elle pas refouler l'amygdale et faire croire à une hypertrophie qui n'existe pas ?

Quoi qu'il en soit, tous ces témoignages concourent à nous faire admettre la fréquence relative des manifestations angineuses dans les oreillons. Les angines ourliennes existent, mais leurs caractères inconstants et indécis les éloignent, plutôt qu'ils ne les rapprochent, des véritables énanthèmes.

Voyons si nous trouverons, du côté de la muqueuse buccale, cet *énanthème ourlien* auquel M. Guéneau de Mussy a voulu donner droit de cité.

Jobard a signalé, chez la plupart des émigrants

indiens qu'il a observés, la stomatite et le dépouillement de l'épithélium lingual.

J. Moursou est encore plus précis : « L'ouverture du canal de Sténon m'a presque toujours paru tuméfiée, sous forme de mamelon d'un volume comparable à celui d'un petit haricot, par exemple, offrant une vascularisation prononcée avec quelques taches ecchymotiques autour du méat, tandis que le corps du canal se présentait au toucher, sous la forme d'un cordon épais et dur [1]. »

Granier aurait trouvé souvent une hyperémie considérable des conduits de Sténon, de Wharton et de Rivinus, se traduisant par dès saillies d'un rouge plus ou moins foncé aux orifices de ces conduits [2].

M. Laveran met en doute la réalité des lésions décrites par ces auteurs, et je crois devoir opposer ses critiques à leurs affirmations :

« Les lésions décrites par MM. Moursou et Granier nous paraissent exceptionnelles, au moins dans la proportion signalée par ces observateurs; pour notre part, nous avons toujours pris soin d'examiner la muqueuse buccale et l'orifice du canal de Sténon chez les malades affectés d'oreil-

---

1. *Arch. de méd. nav.*, 1878.
2. *Lyon médical*, 1879.

lons, et dans presque tous les cas cet examen a été négatif ; la muqueuse buccale nous a toujours paru présenter sa coloration normale, et nous n'avons jamais constaté ni tuméfaction ni induration du canal de Sténon. Si les lésions décrites par MM. Moursou et Granier étaient constantes, elles n'auraient certainement pas échappé aux observateurs qui les ont précédés et qui ont fait d'une façon très méthodique l'examen de la muqueuse buccale, avec le désir (on peut le dire) de trouver quelque chose de ce côté. Il ne faut pas oublier que les observations de M. Moursou ont été prises sur des marins : l'habitude de la *chique* n'était peut-être pas étrangère aux stomatites concomitantes des oreillons. »

M. Guéneau de Mussy, dans le tome II de sa clinique médicale, a signalé un énanthème buccal qui, pour être très rare, n'en mérite pas moins une mention : « Les oreillons, comme l'a si judicieusement remarqué Trousseau, offrent les plus grandes analogies avec les fièvres éruptives ; et si mes observations personnelles ne m'ont pas fait illusion, ce rapprochement deviendrait plus étroit encore par la coexistence d'un état congestif, avec tuméfaction de la muqueuse buccale, plus accusé vers les dernières molaires, vers la face interne des joues, autour de l'orifice du canal de Sténon, dans la partie antérieure de la voûte palatine, et qui m'a paru constituer un véritable énanthème, et être sur le système tégumentaire la manifestation de cette maladie. » Et il ajoute en note qu'il a retrouvé ces caractères dans trois cas d'oreillons dans l'un desquels la tuméfaction des glandes sous-maxillaires et sub-linguales remplaçait le gonflement parotidien.

J'ai publié deux cas de stomatite érythémateuse et pultacée chez des enfants atteints d'oreillons[1]. Cette stomatite occupait surtout les gencives, et je n'ai rien noté autour de l'orifice du canal de Sténon. Dans le premier cas (pètite fille de 9 ans), il y avait une rougeur très vive de la muqueuse buccale, surtout marquée aux gencives, avec acidité et salivation abondante. Dans le second cas, la stomatite était plus violente ; d'abord érythémateuse, elle était bientôt devenue pultacée (dépôts assez épais sur les gencives et la face interne des lèvres); il y avait de la salivation et du saignement au niveau de la sertissure gingivale. Le septième jour, tout était terminé, stomatite et fluxion parotidienne.

---

1. *De quelques stomatites de l'enfance. (Revue méns. des mal. de l'enfance*, 1888.)

Faut-il voir dans ces faits un véritable énanthème ou une complication en rapport avec les
troubles de la sécrétion salivaire ? J'avoue que je
penche vers cette dernière opinion ; car, malgré
le soin avec lequel j'ai observé des centaines d'enfants atteints d'oreillons, je n'ai retrouvé que deux
fois la stomatite. La stomatite a été notée par
Karth, par Jobard, etc. ; mais ces auteurs n'ont
pas vu l'orifice du canal de Sténon présenter la
moindre inflammation. Cette constatation négative s'oppose à la théorie de Virchow, qui fait
dépendre l'engorgement parotidien de la stomatite, comme l'orchite dépend de l'uréthrite, par
simple propagation.

J'ai noté plusieurs fois l'acidité de la salive au
papier de tournesol. J'ai vu une fois l'orifice du
canal de Sténon entouré d'une zone rouge ; voici
l'observation résumée de ce cas. Un petit garçon
de onze ans et demi se présente, le 17 juin 1892,
avec des douleurs dans l'oreille droite assez fortes
pour lui ôter le sommeil. Ces douleurs ont commencé, il y a 4 jours, en même temps que la région
parotidienne droite se gonflait. On voit, en effet,
au-devant de l'oreille de ce côté, une tuméfaction
notable, sans chaleur ni rougeur locale, sensible à
la pression et aux mouvements de la mâchoire.

L'enfant ne peut mâcher de ce côté ni ouvrir complètement la bouche. La salive est très acide. On constate, autour de l'orifice du canal de Sténon droit, une rougeur assez forte de la muqueuse buccale dans un rayon d'un centimètre environ ; cette rougeur n'existe pas à gauche, la parotide de ce côté est saine.

Les cas de Guéneau de Mussy, ceux que j'ai observés moi-même (en très petit nombre il est vrai) tendent à faire admettre la possibilité, sinon la réalité absolue, d'un *énanthème buccal ourlien*.

SÉCRÉTION SALIVAIRE

Quant à la fonction salivaire, elle est troublée, cela se conçoit, dans un grand nombre de cas, mais pas toujours dans le même sens.

Rilliet n'aurait observé ni salivation exagérée, ni sécheresse de la bouche. M. Laveran est arrivé aux mêmes constatations, ni salivation abondante, ni sécheresse exagérée. Il croit que la sécheresse signalée par quelques auteurs peut dépendre de la fièvre; il admet aussi la possibilité d'un trouble sécrétoire de la glande, l'inflammation des organes glandulaires ayant pour effet ordinaire d'entraver leur fonctionnement. Quant à la salivation qui survient au moment de la résolution, il croit qu'on pourrait la rattacher à l'énanthème de la face interne des joues, s'il était prouvé que cet énanthème existe dans tous les cas où se produit le ptyalisme.

Bouchut dit que la douleur, le gonflement, la tension et la rougeur de la parotide sont toujours accompagnés de sécheresse de la bouche et de la gorge, de douleurs dans la déglutition : « Dans les cas où il n'y a qu'un seul oreillon, la sécheresse n'existe que du côté affecté. Comme je l'ai fait connaître, le *canal de Sténon est parfois gonflé, dur et oblitéré*, ce qui produit la rétention salivaire. »

Galland (épidémie de Rochefort) a noté, dans un grand nombre de cas, la sécheresse de la bouche au début et à la période d'état, et une salivation abondante, *critique*, au moment de la résolution.

Trousseau parle de la difficulté dans l'acte de la mastication dépendant de la douleur, et du trouble survenu dans la sécrétion salivaire qui, dans quelques cas, est complètement supprimée, de telle sorte que, même dans la convalescence, le *malade est obligé de boire sans cesse en mangeant, l'insalivation des aliments n'ayant pas lieu.*

Le Dr Clarke (*The Lancet*, 1883) a vu aussi la

sécheresse de la bouche, la rudesse et l'endurcissement de la muqueuse buccale par manque de salive.

Rilliet dit que Lombard, après avoir fait des recherches sur la composition chimique de la salive des malades atteints d'oreillons, n'aurait trouvé aucune altération appréciable.

Ayant pris l'habitude d'examiner, avec le papier de tournesol, la réaction de la salive, chez les enfants atteints d'oreillons qui se présentent à mon dispensaire, j'ai constaté le plus souvent une acidité notable. Généralement le papier de tournesol bleu est fortement rougi au contact de la salive des malades. J'ajoute que, jusqu'à présent, je n'ai pas eu l'occasion de constater un trouble quelconque dans la sécrétion quantitative de la salive. La bouche ne m'a pas paru sèche, et quand il y a eu de la dysphagie, ce n'est pas à l'absence d'insalivation qu'elle était attribuable, mais à la gêne des mouvements des mâchoires ou à l'angine concomitante.

MM. Simon et Prautois ont signalé un cas d'hypersécrétion salivaire consécutive aux oreillons [1]. Un flux abondant et persistant s'était

---

1. *Revue de clin. et ther.*, avril 1892.

déclaré, et il fallut recourir à l'atropine. Ce trouble
sécrétoire, survivant à la fluxion et à l'engorgement de là parotide, ne dépend évidemment pas
de la congestion glandulaire, il relève plutôt d'une
suractivité des nerfs sécréteurs. Les bons effets de
l'atropine en témoignent. Dans tous les cas, il faut
retenir ce fait qui, bien que rare, ne manque pas
d'intérêt.

SYMPTOMES GÉNÉRAUX

Les phénomènes généraux et fébriles qui accompagnent les oreillons sont des plus variables. Il y a
des formes abortives dans lesquelles ils manquent
totalement. Des enfants sont pris d'un léger gonflement pré-auriculaire, ils ne souffrent pas, ils
vont et viennent, et au bout de 5 à 6 jours, tout
est terminé. Quelques-uns ont perdu l'appétit,
d'autres ont des vomissements, des épistaxis.
La fièvre n'est bien marquée que dans les cas compliqués d'accidents nerveux ou d'orchite. Il n'est
pas rare de voir l'orchite ourlienne s'annoncer par
un état typhoïde inquiétant.

En 1832, Trousseau donnait des soins à un
homme de 35 ans, atteint d'oreillons ; cet homme
allait mieux, quand tout à coup il tombe dans une

anxiété inexprimable; le visage est pâle, grippé, le pouls petit, fréquent, inégal, les extrémités sont froides; on donne l'éther, des boissons chaudes, on promène des sinapismes. Le lendemain matin, il y a de la fièvre, un pouls large, un visage coloré; le scrotum était tuméfié, l'un des testicules, et surtout l'épididyme, était gonflé, douloureux; c'étaient tous les accidents de l'orchite blennorrhagique la plus aiguë. *Je me rappelai les faits rapportés par Borsieri, le febris testicularis de Morton; j'étais rassuré. Je respectai la manifestation locale qui avait débarrassé l'économie menacée; peu de jours suffirent à la guérison.*

En 1853, il est appelé près d'un écolier de 17 ans, pris tout à coup de fièvre ardente, avec pouls fréquent, lipothymie, délire, carphologie, vomissements, selles involontaires. *Cela ressemblait aux mauvais jours du troisième septénaire de la fièvre putride, ou au début de ces scarlatines malignes qui tuent les malades en quelques heures.* Mais le scrotum était gonflé, un testicule était douloureux; il s'agissait d'une métastase d'oreillons, qui avaient passé inaperçus. Deux ou trois jours auparavant, le jeune homme avait accusé du malaise, de la douleur de gorge avec un léger gonflement vers l'oreille. Il n'en fallait pas davantage pour reconstituer la chaîne morbide. Les symptômes typhoïdes ont été également observés par Grisolle, par Rizet, par Debize, par L. Colin, par Servier, et généralement par tous les médecins qui ont assisté, dans l'armée, à des épidémies d'oreillons. Ces manifestations graves en effet sont exceptionnelles chez les enfants et ne s'observent guère que chez les adultes.

Chez un malade de M. Laveran [1], l'état était si grave au moment de l'entrée à l'hôpital, qu'on hésitait entre une fièvre typhoïde et une méningite; le malade délirait, le thermomètre marquait 40°8 dans l'aisselle, il n'y avait plus de gonflement parotidien; c'est par hasard qu'on découvrit une tuméfaction du testicule.

Chez un second malade atteint d'orchite double à la suite d'oreillons, la température dépassa 41° et la défervescence se fit du quatrième au cinquième jour.

Chez un troisième malade, atteint d'orchite à droite, la température tomba, en douze heures, de 40°8 à 36°4.

Dans ces trois cas, la température, après s'être élevée à 40°8, 41° et 41°1, s'abaissa au-dessous

---

1. LEMARCHAND, *Thèse de Paris*, 1876.

de la normale. Cette hypothermie critique, analogue à celle qu'on observe dans la défervescence de beaucoup de maladies infectieuses (pneumonie, etc.), peut être accompagnée de ralentissement du pouls : Servier a compté 48 et 46 pulsations, au lieu de 70, qui est le chiffre normal.

Mais ces oscillations considérables et subites ne s'observent guère que dans les cas compliqués d'orchite; la courbe des oreillons simples ne subit pas de semblables irrégularités.

La fièvre, généralement modérée, parfois même inappréciable, puisque les malades ne gardent ni le lit, ni la chambre, vont et viennent, mangent et digèrent, peut atteindre dans quelques cas un degré très élevé; elle est montée une fois à 41°1, dans le rectum, chez le malade de M. Karth, elle a oscillé les jours suivants entre 39° et 40. Cette fièvre semble suivre le mouvement de la fluxion parotidienne; elle décroît avec elle, elle se rallume si cette fluxion reparaît.

La durée moyenne est de 4 à 5 jours; la défervescence est brusque.

Quand l'orchite ourlienne survient, elle s'annonce par une exacerbation fébrile.

Gerhardt pense que la maladie n'est jamais absolument apyrétique; il a probablement raison, car on néglige, dans la plupart des cas, de prendre la température [1].

Voici comment M. Karth apprécie la fièvre our-lienne :

1° Cette fièvre a une marche cyclique évoluant en 3, 4, 5, 6, 7 jours, ne se prolongeant que rare-ment plus longtemps;

2° Elle se compose souvent de deux cycles fébriles surajoutés l'un à l'autre, le second com-mençant avant que le premier ne soit terminé. Ce second cycle correspond à une nouvelle poussée, soit sur la même glande qui est le siège d'une nou-velle fluxion, soit sur la glande opposée, soit sur le testicule;

3° Enfin elle est indépendante de la localisation anatomique de la maladie qu'elle peut précéder, et qui n'a pas encore terminé son évolution quand la fièvre est déjà tombée.

La fièvre, qui accompagne l'orchite ourlienne, est souvent compliquée de symptômes typhoïdes, et les médecins militaires, qui ont décrit les épi-démies ourliennes des soldats, nous en rapportent de nombreux exemples (JULOUX, SERVIER, LAVERAN).

Le cas personnel que j'ai cité sous le nom de

---

1. *Lehrb. der Kinder*, 1875.

febris testicularis était remarquable par un appareil typhoïde embarrassant pour le diagnostic[1]. Cet état typhoïde avait précédé l'orchite de plusieurs jours, ce qui confirme pleinement l'opinion de ·M. Karth : « C'est si peu l'importance de l'organe atteint qui détermine cette intensité plus grande des phénomènes fébriles, que la fièvre précède dans le plus grand nombre des cas la localisation anatomique. » Enfin la fièvre peut s'accompagner d'accidents cérébraux parfois mortels, de délire, de convulsions, de coma.

La fièvre peut se juger par des sueurs profuses, au moment de la résolution des oreillons. Canstat, cité par Karth, a observé des sueurs d'abord locales, limitées aux régions parotidiennes, se généralisant ensuite. D'autres ont noté la diurèse.

Après la défervescence, on peut observer le ralentissement du pouls, l'hypothermie (36°,35°). La convalescence est parfois longue et l'amaigrissement profond. « J'ai vu, dit Rilliet, plusieurs malades qui, au bout de 15 jours à 3 semaines, n'avaient pas repris leur santé habituelle et étaient étonnés qu'une maladie aussi légère eût pu produire un si grand abattement. » Tout cela mon-

---

1. Voir plus loin.

trerait, s'il en était besoin, que les oreillons sont une maladié générale, qui ne limite pas son action à quelques glandes, mais atteint les profondeurs de l'économie tout entière.

J'étudierai plus loin, au chapitre des complications, les accidents nerveux graves qui accompagnent certains cas d'oreillons; je vais, pour terminer l'étude des symptômes généraux, dire quelques mots de l'épistaxis ourlienne.

L'épistaxis, qui s'est montrée dans le cas de M. Karth, a été signalée dans quelques épidémies, soit avant, soit pendant la fluxion parotidienne, notamment par M. Jourdan, dans l'épidémie de Dax [1]. Cette manifestation indiquerait une gravité plus grande de la maladie; elle peut être unique ou répétée.

Sur 61 cas d'oreillons (Jourdan), les épistaxis se montrèrent douze fois, neuf fois au début, trois fois dans le cours de la maladie. Ces hémorragies accompagnaient presque toujours les formes les plus graves de l'affection. Dans un cas, qui m'est personnel, l'épistaxis s'est montrée chez un enfant atteint d'une forme bénigne d'oreillons, qui a évolué simplement, sans complications, sans phé-

---

1. *Mém. de méd. militaire*, 1878.

nomènes généraux, sans fièvre appréciable. L'épistaxis ourlienne, chez les enfants du moins, n'implique pas un pronostic fâcheux ; c'est une manifestation indifférente.

Le gonflement de la rate est signalé dans quelques observations.

FORMES ET DEGRÉS

Comme la plupart des maladies infectieuses, les oreillons présentent des formes et des degrés d'intensité très variables.

Souvent la maladie est atténuée, avortée, au point de passer inaperçue. Il y a des cas frustes dans les oreillons, comme dans la scarlatine, et la notion épidémique seule permet de les reconnaître.

Au plus fort de l'épidémie de Genève, dit Rilliet, et dans des familles dont plusieurs membres étaient affectés d'oreillons, il arrivait qu'un ou deux enfants étaient pris de fièvre, de malaise et d'un très léger gonflement des parotides ou des glandes sous-maxillaires, sans aucune déformation du visage ; au bout de trois ou quatre jours, tout était dissipé.

Mais les formes abortives, comme les formes les plus accentuées, exposent aux localisations testiculaires, aux phénomènes nerveux, typhoïdes, etc.

On aura donc bien soin, en présence de ces symptômes inquiétants, de s'enquérir des manifestations parotidiennes, même légères, qui auraient pu les précéder, si l'on veut éviter une erreur de diagnostic et de pronostic.

Après les formes avortées, viennent les formes moyennes, reconnaissables pour tout le monde : gonflement des parotides durant plusieurs jours, déformation symétrique des traits, plus rarement asymétric (oreillon unilatéral).

Les formes intenses sont caractérisées par la gravité des phénomènes généraux moins que par l'énormité du gonflement parotidien et péri-parotidien, par les douleurs locales.

Les formes anormales, frustes, incomplètes, irrégulières, sont celles dans lesquelles le gonflement parotidien fait défaut ou survient tardivement (oreillons sous-maxillaires, sub-linguaux, orchite ourlienne sans parotide, ou précédant celle-ci, etc.).

Dans ces derniers cas, le diagnostic est difficile, quand il n'est pas impossible.

MARCHE

Généralement les oreillons évoluent rapidement dans un cycle unique; la maladie se déclare avec ou sans phénomènes prodromiques, elle atteint son acmé, puis décroît ; la durée totale de ces différentes phases n'excède pas huit ou dix jours ; elle peut être plus longue si l'intervalle entre l'engorgement d'un côté et celui de l'autre augmente.

Mais il peut y avoir des rechutes ou des poussées successives ; chez le malade de Karth, il n'y eut pas moins de cinq poussées distinctes, marquées chacune par de la fièvre et des symptômes généraux.

La première poussée, la plus grave de toutes, affecta à la fois les glandes salivaires, les reins, la rate ; la seconde atteignit les glandes lacrymales ; la troisième fut limitée aux parotides, ce qui permit de faire le diagnostic d'oreillons ; la quatrième se traduisit par le gonflement des glandes sous-maxillaires ; la cinquième enfin détermina une fluxion isolée des glandes lacrymales. Toutes ces poussées furent de moins en moins graves.

Quand les poussées sont séparées par des intervalles assez longs d'apyrexie, on peut les désigner sous le nom de *rechutes* ; le terme de *récidive*, employé par quelques médecins allemands (Lichtenstern, Gerhardt), me paraît impropre. Il n'y a pas une maladie nouvelle, une nouvelle imprégnation morbide, il y a seulement réveil, reviviscence des germes primitifs.

Ces divergences d'interprétation tiennent à ce que, Allemands et Français, nous ne nous entendons pas sur la valeur des mots *rechute* et *récidive*. Pour nous, il y a une grande différence entre ces deux termes, pour les Allemands il n'y en a pas.

DURÉE

La durée des oreillons est généralement courte ; dans la grande majorité des cas, surtout chez les enfants, elle n'excède pas huit jours ; en huit jours, la fièvre, le gonflement parotidien, le malaise général cèdent complètement.

Cependant la durée peut dépasser ce terme dans les cas qui, sans cesser d'être simples et bénins, procèdent par étapes, par successions étagées. Soit un gonflement de la parotide droite ou gauche ; ce gonflement dure quatre ou cinq jours ; le gonflement du côté opposé apparaît et se prononce seulement alors que le gonflement de l'autre glande est sur son déclin.

La durée totale est accrue de cinq à six jours. Enfin, s'il y a des rechutes, des complications testiculaires, la maladie peut durer quinze jours et davantage.

Sur deux cent trente cas (Barthez et Sanné),

vingt furent à rechutes séparées par des intervalles de dix jours à trois semaines; trois malades eurent trois rechutes.

TERMINAISON

La terminaison est souvent insidieuse comme l'invasion, elle ne se fait pas brusquement, par une véritable défervescence analogue à celle de la pneumonie ou de l'érysipèle, et le malade entre en convalescence sans qu'on puisse fixer le moment précis du retour à la santé.

Toutefois quelques auteurs ont signalé des phénomènes *critiques*, qui jugeraient les oreillons et en marqueraient la fin aux yeux des observateurs attentifs. Canstat parle de sueurs abondantes, limitées d'abord à la parotide, puis généralisées; il ajoute, à cette transpiration critique, la diarrhée, les vomissements, les sédiments urinaires.

Galland a vu la salivation terminer les oreillons. Pour moi, je n'ai jamais constaté, chez les enfants, de phénomènes qui justifiassent le nom de *crise*, et Rilliet, Laveran, Barthez et Sanné n'ont pas été plus heureux.

A la suite des oreillons, même sans gravité apparente et sans complication, on peut assister à des convalescences lentes et pénibles. Les malades restent quelquefois pâles, amaigris, sans force. Plusieurs des malades soignés par Rilliet, à Genève, n'avaient pas recouvré leur santé habituelle avant quinze jours, trois semaines. Un garçon de dix ans, à la suite des oreillons, présenta, pendant un mois, un état chloro-anémique, qui fut traité par les préparations martiales.

Chez un autre malade, la tuberculose succéda aux oreillons.

RECHUTES ET RÉCIDIVES

Si la maladie peut présenter des rechutes, elle ne récidive pas.

« L'immunité conférée par une première atteinte, dit L. Colin, est aussi certaine que celle que confère soit la variole, soit la rougeole ; et si l'on rencontre de part et d'autre des exceptions à cette loi, ce n'est pas, à notre avis, chez les individus qui ont eu des oreillons que ces exceptions dominent, et que les récidives sont relativement le plus fréquentes. »

Cette dernière remarque de M. L. Colin est parfaitement juste ; les oreillons ne récidivent jamais ou presque jamais, ce qui a permis de dire qu'il ne fallait rien faire pour en préserver les enfants, sûr qu'on était de les assurer par une première atteinte contre une seconde qui, les prenant à l'âge adulte, les exposerait à l'orchite ourlienne.

La variole, la scarlatine, la rougeole présentent plus fréquemment ou moins rarement, des récidives chez le même sujet. On a vu des malades frappés deux fois et même trois fois par la variole; tous les médecins d'enfants ont vu récidiver la rougeole. Je n'en connais pas beaucoup qui aient observé la récidive des oreillons.

CHAPITRE V

LOCALISATIONS SUR L'APPAREIL SEXUEL
ET SES ANNEXES.

Sommaire : Orchite ourlienne. — Sa rareté chez les enfants. —
Sa fréquence chez les adultes. — Époque d'apparition de
l'orchite. — Ses caractères cliniques. — Atrophie testiculaire
consécutive. — Impuissance et féminisme. — Orchites sans
parotidite. — Orchites précédant les oreillons. — Orchite
amygdalienne (dépend-elle des oreillons?). — Uréthrite et
prostatite ourliennes. — Ovarite ourlienne. — Localisation
sur les grandes lèvres. — Localisation sur les mamelles.

ORCHITE OURLIENNE

L'orchite, pour la première fois signalée par
Hippocrate, est une des complications ou des localisations les plus communes de la fièvre ourlienne.
Rare, exceptionnelle même chez les enfants,
l'*orchite ourlienne* menace surtout les jeunes gens,
et le rôle qu'elle a joué dans la plupart des épidémies militaires est très important. Elle donne son
cachet à ces épidémies et constitue en somme le
point noir des oreillons.

Si Rilliet n'a pas vu l'orchite ourlienne au-dessous de 14 ans, Barthez et Sanné l'ont vue trois fois chez des enfants de 12 ans, et 7 fois entre 15 et 17 ans, sur 230 cas.

Debize cite un garçon de 13 ans qui, après avoir eu le gonflement parotidien et une fièvre forte (39°9) avec état typhoïde, fut atteint d'orchite droite. L'état typhoïde persista jusqu'au douzième jour, puis disparut graduellement [1].

Fabre (de Commentry) a vu un enfant de 9 ans atteint d'orchite ourlienne [2]; M. de Cérenville aurait même observé l'orchite ourlienne chez un enfant de 4 ans [3].

Ces cas sont très rares, et les praticiens les plus expérimentés n'en ont pas rencontré de semblables. Le plus jeune sujet sur lequel M. Cadet de Gassicourt ait observé l'orchite ourlienne avait 15 ans.

M. Hénoch (de Berlin) n'a jamais vu le testicule se prendre, chez les enfants, à la suite des oreillons.

Sur les très nombreux enfants atteints d'oreillons, que j'ai pu examiner depuis dix ans, au

---

1. *Thèse de Paris*, 1869.
2. *Gaz. méd. de Paris*, 1887.
3. *Rev. méd. de la Suisse rom.*, 1887.

Dispensaire de la Société philanthropique (La Villette-Paris), je n'ai pas vu l'orchite une seule fois.

On peut donc poser en règle que les enfants, dont les organes génitaux sont rudimentaires, dont les fonctions sexuelles sommeillent encore, échappent à l'orchite ourlienne. Mais les exemples précédents, si rares soient-ils, attestent l'existence de l'orchite ourlienne dans l'enfance, plus particulièrement dans la seconde enfance, aux approches de la puberté. Inconnue à l'école primaire, l'orchite ourlienne se montrera moins rarement au collège et au séminaire, et généralement dans les établissements d'instruction secondaire. Déjà elle cesse d'être une quantité négligeable dans les épidémies collégiales. Mais combien plus fertiles en orchites se montrent les épidémies qui sévissent sur les collectivités d'adultes? On en jugera par les renseignements recueillis par M. Laveran.

Saucerotte (1785-1786), sur une épidémie qu'il a étudiée, vit tous les gendarmes atteints d'oreillons présenter des orchites.

Noble (épidémie à bord de l'*Ardent*), sur 12 marins pris d'oreillons, compta 12 cas d'orchite.

A Châteauroux (1832), la plupart des adultes atteints d'oreillons, eurent aussi des orchites.

Thierry de Maugras (épidémie de Mascara) signale 22 cas d'orchites sur 76 oreillons.

L. Colin (épidémie de Joigny) : « Ce n'est qu'exceptionnellement, peut-être une fois sur cinq ou six, que nous avons vu manquer l'inflammation simultanée ou métastatique d'un testicule ; inflammation relativement très rare chez l'enfant. »

A Arras, Rizet, sur 22 cas observés chez des sapeurs du génie, a noté 10 cas d'orchite dont 7 d'orchite double.

Widal (Milianah) signale l'orchite dans plus de la moitié des cas.

Vidal (armée de la Loire) a vu 10 orchites sur 62 cas d'oreillons.

Chauvin (garnison d'Antibes, 1876) compte 17 orchites sur 45 oreillons.

Juloux (Dijon), 14 orchites sur 35 cas.

Châtain, 9 sur 37. Laurens (Albi, 1876), 32 sur 118. Bussard (Oléron), 13 sur 28. Sorel (Amiens), 15 sur 35. Gérard (Auxonne, 1875-76), 13 sur 44.

Madamet (Melun, 1877) a noté l'orchite 7 fois sur 56 cas d'oreillons. L'orchite a toujours été unilatérale. Dans deux cas, la tuméfaction portait presque exclusivement sur l'épididyme, contrairement à la règle.

Servier (épidémie de Bayonne, 1878), sur 105 cas

d'oreillons, relève 26 cas d'orchite, 15 à droite, 5 à gauche, 2 bilatérales.

Jourdan (Dax, 1878), signale 11 orchites sur 61 cas : 7 à droite, 3 à gauche, 1 double.

Le tableau suivant montre, sur 699 cas d'oreillons observés chez les militaires, 211 cas d'orchite, ce qui donne 1 orchite sur 3 cas.

ÉPIDÉMIES	CAS D'OREILLONS	CAS D'ORCHITE
A bord de l'*Ardent* (Noble).....	12	12
Mascara (Thierry de Maugras).	76	22
Arras (Rizet)..................	22	10
Armée de la *Loire* (Vidal)......	26	10
Antibes (Chauvin).............	45	17
Dijon (Juloux)................	35	14
Chatain......................	37	9
Albi (Laurens)................	118	32
Oléron (Bussard)..............	28	13
Amiens (Sorel)	35	15
Bayonne (Servier)	105	26
Dax (Jourdan)................	61	11
Melun (Madamet)..............	56	7
Auxonne (Gérard).............	43	13
TOTAL..........	699	211

ÉPOQUE D'APPARITION

L'orchite se produit généralement du sixième au huitième jour après l'apparition des ourles

(Rilliet), au moment où le gonflement parotidien diminue, comme si le mal quittait cette glande pour se porter sur le testicule. La théorie des *métastases* a cru trouver dans l'orchite ourlienne un argument irrésistible. Et en fait, l'orchite ourlienne est considérée par beaucoup d'auteurs comme une véritable *orchite métastatique*.

« Cette maladie, dit Trousseau parlant des oreillons, cède en sept ou huit jours, sans laisser de traces; mais il est des cas où elle se termine par *métastase*, le gonflement parotidien disparaissant brusquement, se portant alors chez l'homme, sur le testicule, l'épididyme et la tunique vaginale; chez la femme, sur les mamelles et quelquefois sur les grandes lèvres. »

Aujourd'hui on est un peu revenu de cette théorie attaquée de divers côtés, et fortement ébranlée par les progrès de la science.

L'expression de *métastase*, dit M. Laveran, appliquée au mode de développement de l'orchite ourlienne, est aussi fausse que la théorie des *métastases* était creuse, car à côté des cas où l'orchite succède aux tuméfactions parotidiennes, il en est d'autres où l'orchite se présente d'emblée et constitue à elle seule toute la maladie.

Faut-il voir, dans les manifestations génitales,

dans l'orchite ourlienne, une véritable métastase, c'est-à-dire un transport du poison morbide de la parotide au testicule? Pour qu'il y eût métastase, il faudrait que la parotide eût disparu au moment où l'orchite se montre, et que celle-ci dépendît de celle-là.

En est-il bien ainsi?

Sans doute, dans quelques cas, la parotide a déjà disparu ou est en décroissance lorsque la fièvre se rallume tout à coup et le testicule se prend. Des symptômes graves survenant à l'improviste quand tout allait bien et se dissipant rapidement, après l'envahissement du testicule, évoquent naturellement l'idée d'un transport, d'un déplacement de l'agent morbide.

Que disent les observations? Rilliet n'a pas vu l'orchite apparaître après la disparition brusque des oreillons, ainsi que cela devrait arriver, s'il y avait véritablement déplacement du mal; les parotides, qui sont encore tuméfiées au moment où l'orchite se montre, continuent à diminuer, mais pas plus rapidement que dans les cas où l'orchite manque.

Gérard a vu l'orchite apparaître indépendamment de tout gonflement parotidien, après la résolution de celui-ci, et il en conclut que l'orchite dite métastasique n'est qu'une localisation de la maladie générale [1].

Le Dr Grivert a vu l'orchite survenir dix jours et trois semaines après le gonflement parotidien [2].

M. Maubrac a vu, dans un cas, l'orchite retardée jusqu'au seizième jour des oreillons [3].

Entre les oreillons et l'apparition de l'orchite, dit Sorel, nous n'avons observé aucun rapport déterminé. Quand le testicule se prend, tantôt les oreillons sont à leur apogée, d'autres fois à leur déclin, quelquefois même disparus. Dans des cas rares, l'oreillon peut survivre à l'orchite, mais jamais il n'y a changement brusque, l'évolution est à la fois indépendante et simultanée.

On peut conclure, avec M. Quinquaud, que les divers accidents des oreillons ne sont que des manifestations d'un même état général, se succédant parfois de manière à faire croire à des métastases, c'est-à-dire à des affections se transformant les unes dans les autres.

M. Jaccoud s'élève contre la qualification de métastases appliquée aux fluxions secondaires des oreillons. Il est très rare, dit-il, que l'apparition

---

1. *Mém. de méd. mil.*, 1878.
2. *Arch. de méd. mil.*, 1889.
3. *Gaz. méd. de Paris*, 1890.

de la tumeur testiculaire ou mammaire soit précédée d'une diminution, d'une rétrocession des tumeurs parotidiennes ou sous-maxillaires primitivement développées, et il cite un cas où le testicule se prenait au moment même de l'accroissement maximum des tumeurs glanduleuses [1].

Donc la rétrocession parotidienne n'est pas constante, et quand elle précède réellement la fluxion testiculaire, le fait ne prouve rien en faveur de la métastase ; la diminution de la tumeur primitive, en pareille circonstance, est simplement l'effet du mouvement fluxionnaire qui se développe sur un autre point, il n'y a là qu'une application de l'aphorisme hippocratique : *duobus laboribus vehementior obscurat alterum*. Et M. Jaccoud continue :

« Cette affection n'est point constituée par une simple fluxion parotidienne, c'est une maladie du système glandulaire caractérisée par la fluxion généralisée des glandes que rapproche l'analogie de structure. Souvent le mouvement fluxionnaire reste borné aux glandes salivaires ; ailleurs il est plus étendu et frappe successivement d'autres glandes, par suite du consensus pathologique résultant de la similitude des tissus (*partes simi-*

---

1. *Clinique de la Pitié.* Paris, 1885.

lares). Si l'on envisage la maladie ourlienne sous cet aspect qui est le seul véritable, le seul justifié par l'observation, on voit bientôt qu'il n'y a pas de place ici pour la théorie de la métastase, et qu'il convient de rapprocher cette manière d'être des oreillons de celle du rhumatisme articulaire aigu, qui tantôt reste limité aux jointures, tantôt envahit, sans métastase aucune, un plus ou moins grand nombre de séreuses. En 1841, Eisenmann avait rapproché les oreillons du rhumatisme en les désignant sous le nom de *parotiditis rheumatica seu polymorpha*. »

CARACTÈRES CLINIQUES DE L'ORCHITE

Grisolle, un de ceux qui ont le mieux observé et le mieux décrit l'orchite ourlienne, reconnaît que c'est un accident très exceptionnel dans la marche de la maladie, et ne se produisant pas avec la régularité signalée par quelques auteurs[1]. Ainsi, il n'est pas exact de dire que la métastase se fait constamment sur le testicule correspondant à la région parotidienne malade. En général, dit-il, le transport de la maladie aux testicules se fait sans

---

1. *Traité de pathologie interne.*

arrèt; quelquefois, mais très rarement, l'engorgement testiculaire n'arrive que quelques jours après
la cessation graduelle et complète de l'oreillon.

Le testicule, en deux ou trois jours, double ou
triple de volume, devient plus lourd, plus résis-
tant, sans être aussi dur, aussi pesant, aussi sensible que dans les orchites franches. Le scrotum
est d'un rouge parfois violacé, la pression est peu
douloureuse.

Grisolle, dans les cas où il a fait une exploration
complète, a trouvé l'épididyme intact et le corps
du testicule seul affecté, ce qui est le contraire de
l'orchite blennorrhagique. Il existe quelquefois un
peu d'épanchement dans la vaginale.

Pour d'autres observateurs, quand l'oreillon est
unilatéral, l'orchite siège du même côté, et quand
l'oreillon est double, elle affecte le côté de l'oreillon
le plus gros. Rizet a vu des effets croisés : la
parotide droite se prenant d'abord, l'orchite se
montrait à gauche; puis la parotide gauche se prenait à son tour, bientôt suivie par le testicule
droit.

Ce serait perdre son temps et sa peine que de
vouloir chercher la raison et trouver la loi de
pareilles localisations; le hasard semble présider
à tout cela.

L'intensité de l'engorgement parotidien ne peut faire prévoir et annoncer avec certitude l'apparition des orchites, et, dans l'épidémie d'Arras, c'étaient précisément les oreillons les plus légers qui s'accompagnaient le plus volontiers de manifestations testiculaires.

Les orchites sont généralement simples, mais elles peuvent être doubles, et la proportion des unes aux autres est très variable suivant les épidémies.

A Arras, les orchites doubles furent plus fréquentes que les simples (7 pour 3). De même à Montpellier (Luzy, 1864), où l'on rencontra 5 cas d'orchite double pour 3 d'orchite simple.

Voici qui est moins rare :

A Genève (Rilliet), sur 23 orchites, 4 seulement furent doubles ; parmi les orchites simples, 13 siégeaient à droite et 6 à gauche. Sur 14 cas (Juloux), un seul se rapportait à une orchite double. Sur 32 cas, Laurens a vu 26 fois l'orchite simple et 6 fois la double ; sur les 26 orchites simples, 17 siégeaient à gauche et 9 à droite.

Jourdan n'a vu qu'une fois sur 11 l'orchite double, et Servier 2 fois sur 26. En réunissant tous ces cas, on arrive à la proportion d'une orchite double pour 8 orchites simples. En d'autres termes, les orchites simples sont huit fois plus communes que les orchites doubles.

Le début de l'orchite est variable.

Il peut être précédé, on l'a vu, par de nombreux exemples, de phénomènes typhoïdes, adynamiques, nerveux, qui jettent l'inquiétude et les alarmes dans l'entourage. Les médecins eux-mêmes ne savent pas toujours se défendre de craintes exagérées, quand ils sont appelés à l'improviste et privés de commémoratifs.

D'ordinaire, la manifestation testiculaire est prévue, attendue, quand on a assisté à l'évolution des oreillons; les malades, dont le gonflement parotidien commence à disparaître, accusent une douleur dans les testicules, le scrotum se gonfle, rougit, devient lourd pendant la marche, sensible aux frottements et à la pression. Quand on examine la région, on constate qu'un testicule est plus gros que l'autre, que le gonflement occupe le parenchyme, et que, sauf exception, l'épididyme échappe à l'envahissement. Tantôt le gonflement testiculaire est à peine appréciable et la douleur est minime. Tantôt ce gonflement atteint des proportions inusitées, la vaginale se remplit de liquide, le scrotum devient œdémateux, rouge et tendu; il semble que le malade soit atteint d'une orchite blennorrhagique des plus violentes. En même temps existent des irradiations douloureuses vers le cordon spermatique et l'abdomen.

Au bout de deux ou trois jours, la tension douloureuse diminue, l'œdème inflammatoire se dissipe, et le testicule est plus facile à explorer; on peut constater alors qu'il a doublé ou triplé de volume. Puis la résolution ne tarde pas à survenir, et dans l'immense majorité des cas, elle est complète, l'organe recouvre son volume, sa consistance normale, son activité fonctionnelle. Mais il n'en est pas toujours ainsi, et si *l'orchite ourlienne est la moins grave des orchites connues* (VELPEAU), c'est à condition qu'elle n'aboutisse pas à l'atrophie du testicule.

ATROPHIE TESTICULAIRE

La terminaison par atrophie de l'orchite ourlienne a été observée par Hamilton (1761), Murat (1803) et J. Frank (cités par Laveran); A. Cooper n'en avait pas vu d'exemple :

« On a prétendu que le testicule s'atrophiait souvent dans les oreillons; mais je n'ai jamais observé cette atrophie dans ma pratique. »

Ni Velpeau, ni Nélaton ne paraissent avoir

connu l'atrophie testiculaire consécutive aux oreillons.

Cependant, Dogny (épidémie de Mont-Louis),
dès 1828, avait signalé l'atrophie du testicule chez
vingt-sept militaires atteints d'orchite ourlienne.

Rilliet, chez deux malades, a noté la diminution
de volume du testicule après guérison de l'orchite.
Dans un de ces cas, le testicule était diminué de
moitié.

Grisolle[1] proclame la fréquence de l'atrophie
consécutive à l'orchite ourlienne, il en cite quatre
cas personnels, et il fait remarquer judicieusement
que l'accident serait réputé moins rare si les malades pouvaient être suivis après leur guérison.
L'atrophie est un accident tardif, à marche sourde
et lente, qui évolue longtemps après que les malades ont quitté l'hôpital ou cessé de voir leur
médecin.

« Les médecins des hôpitaux, dit M. Laveran,
sont mal placés pour observer cette dernière
phase de l'orchite; les malades sortent de l'hôpital dès que le testicule a repris son volume normal et qu'il n'est plus douloureux; il est rare,
dans ces conditions, de noter une atrophie notable

---

1. *Gaz. des Hôp.*, 1866.

de la glande, on constate seulement que le testicule malade est devenu plus mou que celui du
côté sain; pour se rendre un compte exact de la
fréquence de l'atrophie, il faut examiner les malades un ou deux mois après leur sortie de l'hôpital; les médecins de régiments se trouvent pour
cela dans de très bonnes conditions : aussi les
résultats publiés par eux sont-ils les plus nombreux et les plus probants. »

Sur neuf orchites ourliennes suivies par M. Cha-
tain, trois se terminèrent par l'atrophie du testicule, atrophie constatée plusieurs mois après la
cessation des accidents inflammatoires.

M. Chauvin, sur 16 cas d'orchite, a vu 6 fois
l'atrophie du testicule.

M. Juloux, ayant examiné les testicules de
14 militaires qui avaient eu des orchites, deux
mois après leur guérison, a constaté chez tous une
diminution du testicule atteint.

M. Laurens, sur 32 orchites ourliennes, a constaté 16 cas d'atrophie, qu'il évalue au quart 7 fois,
à la moitié 7 fois, aux trois quarts 2 fois. Il
ajoute :

« Tous les malades qui ont eu des orchites,
qu'il y ait ou non atrophie consécutive, accusent
une sensibilité anormale du testicule atteint et se

plaignent d'éprouver dans cet organe des douleurs plus ou moins vives à la suite de la fatigue
ou d'un simple changement de temps. »

M. Sorel (Amiens), qui a revu les malades 7 ou
8 mois après la guérison des oreillons, a noté
7 fois l'atrophie testiculaire sur 13 cas d'orchite.

M. Gérard (Auxonne) a examiné, 15 mois après
la maladie, 11 militaires qui avaient eu l'orchite
ourlienne.

Il a trouvé, chez la plupart, une diminution de
consistance, et chez quatre une diminution de volume du testicule. Chez 2 malades, l'atrophie était
très marquée; chez un malade, les deux testicules
étaient réduits au volume d'une fève, et il y avait
une diminution très notable des appétits vénériens
et de la puissance virile.

Sur 7 militaires examinés par M. Madamet, trois
mois après l'épidémie, 4 avaient une légère atrophie testiculaire.

Sur 23 hommes examinés 6 mois après l'orchite
par M. Servier, 12 avaient de l'atrophie testiculaire :

« Les testicules atrophiés étaient à peu près du
volume d'un gros haricot, ils étaient assez durs et
tout à fait insensibles à la pression, laquelle ne
produisait pas la sensation connue du froissement
testiculaire. »

Il signale un cas d'*hypertrophie* consécutive à l'orchite.

M. Jourdan, sur 11 militaires examinés du quatrième au cinquième mois après l'orchite, a noté : cinq testicules ayant le volume d'une fève (atrophie complète); trois réduits de moitié et très mous; deux peu diminués; un atteint d'une légère hydrocèle.

M. Laveran résume, dans un tableau, les statistiques précédentes, qui montrent la fréquence extrême de l'atrophie testiculaire, à la suite d'orchite ourlienne.

ÉPIDÉMIES	CAS D'ORCHITE	CAS D'ATROPHIE
Mont-Louis (Dogny)....	27	27
Chatain..............	9	3
Antibes (Chauvin).....	16	6
Dijon (Juloux)	14	14
Albi (Laurens)........	32	16
Amiens (Sorel)........	13	7
Bayonne (Servier).....	23	12
Dax (Jourdan)........	11	10
Melun (Madamet)	7	4
Auxonne (Gérard).....	11	4
TOTAL.........	163	103

Sur un total de 163 cas d'orchite, on ne trouve

pas moins de 103 cas d'atrophie testiculaire, soit 2 atrophies pour 3 orchites.

En d'autres termes, tout individu atteint d'orchite ourlienne a deux chances contre une de voir son testicule s'atrophier.

IMPUISSANCE ET FÉMINISME

Quelle est la conséquence, au point de vue fonctionnel, de cette atrophie du testicule?

Elle est grave, si nous en croyons les médecins militaires qui ont pu suivre les soldats atteints d'orchite, pendant un temps suffisamment long.

Si l'orchite est unilatérale, le testicule du côté opposé conserve son volume et l'intégrité de son fonctionnement. Peut-être même se développe-t-il assez pour compenser l'insuffisance de son congénère. Dans tous les cas, les appétits et le pouvoir générateurs survivent.

Mais si les deux testicules sont atteints par l'orchite et atrophiés ensemble consécutivement, la puissance virile est abolie, et l'on a vu des jeunes gens présenter les attributs de véritables eunuques, s'efféminer, devenir glabres, changer d'intonation vocale. M. Léreboullet a même cité un cas dans lequel les seins s'étaient hypertrophiés[1].

---

1. *Gaz. hebd.*, 1877 (Soc. méd. des hôp.).

Voici ce fait, tel que M. Lereboullet l'avaitprésenté à la Société médicale des hôpitaux, le 10 août 1877.

Ce médecin, jusqu'alors, n'avait constaté que des atrophies testiculaires transitoires.

« Le malade, soumis à l'observation des membres de la Société, présente, au contraire, une atrophie testiculaire complète et très certainement définitive, le développement de chaque glande ne dépassant pas le volume d'une amande. Ce jeune homme, âgé de 22 ans, présentait, il y a quatre mois, tous les attributs physiques et physiologiques de la virilité. Il y a trois mois, il fut atteint d'oreillons. La maladie évolua sans fièvre, sans grande douleur, sans présenter, à son début, aucune complication. Quatre jours après le développement complet du gonflement parotidien, les testicules furent atteints à leur tour; en très peu de temps (trois à quatre jours) ils triplèrent de volume; l'épididyme resta indemne; la douleur fut modérée. Admis à l'hôpital, dans le service de M. le professeur Villemin, ce jeune soldat présentait encore un gonflement parotidien assez marqué en même temps qu'une orchite double déjà en voie de régression. En vingt jours, les deux testicules s'atrophièrent complètement, ainsi qu'on peut le constater aujourd'hui. Mais, en même temps, les glandes mammaires se développèrent à leur tour. Aujourd'hui on constate de la manière la plus évidente le gonflement de la glande, surtout du côté gauche, un lacis veineux très apparent à la surface cutanée, l'absence de barbe et de poils à la partie antérieure de la poitrine. La verge est bien développée et le pubis garni de poils; mais tout appétit vénérien a disparu; les érections, autrefois fréquentes et suivies d'éjaculation, ne peuvent plus se produire. »

M. Laveran ayant revu, quatre ans après, le malade de M. Lereboullet, n'a pas constaté la persistance du *féminisme*, et notamment l'hypertrophie des mamelles signalée par cet observateur. Les testicules étaient atrophiés et réduits au volume d'un haricot ; le malade, qui confessait une impuissance et une frigidité absolues, fut réformé à Constantine pour son atrophie testiculaire.

L'impuissance, nettement constatée dans ce cas, a été relevée par Gérard, par Dogny, chez plusieurs sujets.

Sur 15 cas d'atrophie partielle, sans anéantissement complet de l'organe, M. Laurens a noté neuf fois, sinon l'abolition, du moins la diminution de la puissance virile et des appétits vénériens. Six fois cette diminution était légère, trois fois elle était forte.

ORCHITES SPONTANÉES

Enfin on voit éclater quelquefois, à l'état sporadique ou épidémique, des orchites aiguës, qui ne semblent dépendre ni de la blennorrhagie, ni des oreillons. Des hommes jeunes sont pris, après quelques jours de fièvre, sans localisation précise, d'une inflammation testiculaire plus ou moins intense, que Morton désignait sous le nom de *febris testicularis*.

Là encore il est permis de se demander si l'on ne se trouve pas en présence d'oreillons frustes. J'ai vu un cas de ce genre, et je n'ai pu lui trouver d'explication satisfaisante[1].

Un homme de 35 ans est pris de malaise, courbature, fièvre, anorexie, il garde le lit, j'hésite entre un embarras gastrique fébrile et une fièvre typhoïde; au bout de dix jours, le testicule droit prend, dans la nuit, un développement insolite, les bourses sont rouges, gonflées, douloureuses. En

---

1. *Société clinique*, 1883.

même temps, l'état général s'améliore, et la guérison survient rapidement.

Le malade n'avait eu ni angine, ni parotide, ni
écoulement uréthral.

Le Dr Bourges a publié trois observations
d'orchites, survenues dans les mêmes conditions[1].

Il s'agit de soldats de la Grande Armée qui,
après 8 à 15 jours d'un état catarrhal avec fièvre,
anorexie, gastricité, voyaient un de leurs testicules devenir tout à coup gros et douloureux, en
même temps que l'état général s'amendait. La
guérison survint dans les trois cas sous l'influence
du repos et des émollients, mais chez l'un de ces
malades, il y eut épanchement dans la tunique
vaginale et suppuration.

Le Dr Duffey n'a pas vu moins de 18 cas
d'orchite rhumatismale, dans la garnison de
Malte[2]. Dans un cas il y eut également suppuration.

Ces sortes d'épidémies d'orchite frappant des
soldats évoquent l'idée d'oreillons frustes: ce n'est
qu'une hypothèse, mais elle est plausible.

Le Dr Hublé aurait observé, de 1882 à 1887, dix
cas d'une orchite particulière, développée sponta-

---

1. *Journal de Sédillot,* 1808 XXXI, p. 54.
2. *Dublin journ. of med. sc.,* 1er fév. 1872, p. 97.

nément, c'est-à-dire à l'exclusion des diverses causes auxquelles cette maladie est ordinairement attribuable (tuberculose, syphilis, blennorrhagie)[1]. L'orchite se déclarait à la suite d'un état fébrile à type rémittent, se comportant comme une pyrexie légère et courte. L'épididyme était atteint, mais il n'était pas rare aussi que la glande fût prise, ainsi que la vaginale qui présentait parfois un léger épanchement promptement et constamment résorbé. La surface du testicule était lisse, et la douleur locale modérée. L'orchite était souvent accompagnée d'artropathies et parfois d'ictère, d'éruptions polymorphes, purpuriques, herpétiques, etc. L'albuminurie transitoire a été notée à plusieurs reprises. La durée moyenne est évaluée à une dizaine de jours. Pronostic immédiat peu grave, mais atrophie testiculaire possible.

Cette *orchite infectieuse primitive*, d'après le Dr Hublé, s'observerait chez les individus surmenés, chez les paludiques, etc. Elle se rapprocherait de l'orchite ourlienne.

Que ce soit une entité morbide ou seulement un syndrome, l'auteur y voit l'expression locale, sur un « *locus minoris resistentiæ* » d'un état général tributaire d'un micro-organisme, peut-être celui

---

1. *Association française pour l'avancement des Sciences*. Oran, 1888.

de l'impaludisme? Mais nul ne pourrait l'affirmer.

Il n'est pas téméraire de rapprocher ces cas des précédents, malgré les lacunes des observations qui s'y rapportent, car on ne voit pas bien, en dehors des oreillons, à quelle influence générale les rattacher.

Le Dr Kovacs a rapporté plus récemment deux cas d'orchite ourlienne sans oreillons[1].

La plupart des médecins militaires, dont la compétence en matière d'oreillons est si grande, n'hésitent pas à interpréter comme je viens de le faire, les *orchites d'emblée.*

Pour M. Laveran, un grand nombre de faits démontrent que l'orchite simple ou double peut constituer la seule manifestation des oreillons, la tuméfaction des glandes salivaires faisant entièrement défaut; les observations d'orchites ourliennes sans parotides concomitantes se rencontrent en général en petit nombre au milieu des cas d'oreillons réguliers, cependant dans quelques épidémies l'exception devient la règle et on assiste alors à des épidémies d'orchite dont la nature a été quelquefois méconnue.

Dans l'épidémie qui sévit à Châteauroux en

---

1. *Soc. imp. et royale de Vienne,* 1890

1832, il y eut plusieurs cas d'orchite sans gonflement parotidien préalable ou successif.

Dans l'épidémie de Genève, Rilliet, Mayor, Julliard ont observé plusieurs cas du même genre.

Desbarreaux-Bernard cite sept exemples de cette forme anormale d'oreillons; dans la même famille, un malade était atteint d'orchite, tandis que son frère avait une tuméfaction parotidienne.

Dans une épidémie survenue à Dantzig en 1876 [1], sur 29 soldats atteints d'orchite ourlienne, 10 seulement avaient eu des gonflements parotidiens; chez les 19 autres, la tuméfaction parotidienne ne fut rencontrée à aucun moment. Sur 10 malades atteints d'orchite qui furent soumis à un examen ultérieur, 5 présentèrent l'atrophie testiculaire. Rizet a vu l'orchite ourlienne d'emblée à Arras [2].

Boyer en cite 5 cas. Debize, Vidal 5, Malabouche 4, Jacob 3, Sorel 3, Jobard 2, Ressiguier, Chauvin, Servier, Jourdan, chacun un cas.

M. Laveran, pendant les épidémies auxquelles il a assisté, a vu plusieurs fois des orchites se développer chez des hommes *qui n'avaient pas présenté trace d'engorgement des glandes salivaires;* les

---

1. HELLER, *Berl. Klin. Woch.*, 1880.
2. *Bull. méd. du Nord*, 1865.

orchites avaient dans ces cas les caractères et suivaient la marche de l'orchite ourlienne. Un des malades de M. Laveran eut une orchite double et ses testicules, qui présentaient au moment de la résolution une mollesse remarquable, ont dû s'atrophier par la suite.

Ces faits, relativement faciles à interpréter au milieu des épidémies, sont de nature à jeter le médecin dans le plus grand embarras, s'ils se présentent à l'état sporadique (comme dans le cas qui m'est personnel), dans une grande ville où il est souvent impossible de dépister la contagion et de remonter à la source des accidents.

Quoi qu'il en soit, il est bon d'être averti, et de prévoir toutes les anomalies de cette singulière affection.

ORCHITES PRÉCÉDANT LES OREILLONS

L'orchite ourlienne d'emblée, dont l'existence est établie par les témoignages précédents, peut s'accompagner de gonflement parotidien ou en être suivie. Dans cette forme, la marche ordinaire des accidents est renversée : le gonflement parotidien succède à l'orchite, au lieu de la précéder. Ces faits de *renversement* suffiraient, s'il en était besoin, à ruiner la théorie des métastases, et à établir le caractère de *maladie infectieuse générale* qui appartient aux oreillons.

Crevoisier d'Hurbache cite un cas où l'orchite précéda l'apparition du gonflement parotidien[1].

Lynch affirme avoir observé plusieurs cas analogues[2].

Ressiguier dit que l'orchite peut apparaître en même temps que les oreillons ou les précéder.

Rizet (Arras) a vu, chez plusieurs malades, l'orchite en avance de deux ou trois jours sur les parotides.

Boyer, sur 12 cas d'orchites, en a vu 7 suivies d'engorgement parotidien.

A l'armée de la Loire, Vidal a vu, chez trois malades, les parotides se tuméfier consécutivement aux testicules.

Bussard (Oléron), chez deux malades, a vu l'orchite précéder la fluxion parotidienne de 24 et de 36 heures.

Le Dr Plagneux a vu quatre fois l'orchite précéder le gonflement parotidien[3].

Enfin Saucerotte a vu les parotides, qui avaient

1, *Thèse de Strasbourg*, 1847.
2. *Dublin Quart. Journ.*, 1856.
3. *Thèse de Paris*, 1885.

disparu au moment du gonflement testiculaire, se montrer de nouveau après la résolution de ce dernier.

En somme, les rapports chronologiques des manifestations parotidiennes et testiculaires peuvent présenter toutes les variations.

Le rapport habituel, régulier, classique, prévu, est le suivant : Le gonflement parotidien précède de un ou plusieurs jours l'orchite ourlienne.

Le rapport exceptionnel, anormal, imprévu, est celui-ci : Le gonflement parotidien est simultané ou postérieur. La loi est renversée.

ORCHITES AMYGDALIENNES

Il y a longtemps déjà que le professeur Verneuil a signalé les métastases testiculaires dans le cours des angines[1]. Dans un cas, le testicule est resté mou et atrophié, comme cela s'observe souvent à la suite de l'orchite ourlienne.

M. le Dr Joal a repris la question dans un mémoire important; il a montré qu'un certain nombre d'amygdalites pouvaient s'accompagner d'orchite et d'ovarite, sans que les oreillons fussent

---

1. *Arch. de méd.*, 1857.

en cause[1]. Ces complications imprévues, dans le cours de manifestations angineuses souvent légères, rappellent trait pour trait les métastases ourliennes. Sans mettre en doute la relation clinique observée par Verneuil, Joal, etc., entre les amygdalites et les orchites, on peut se demander si les oreillons n'ont pas joué un rôle dans quelques cas, sinon toujours. Je crois, en effet, que les oreillons peuvent être frustes, c'est-à-dire dépourvus de cette fluxion parotidienne qui les caractérise habituellement. D'autre part, ils s'accompagnent parfois d'angine érythémateuse, et l'influence ourlienne semble planer sur tous ces faits mystérieux d'orchite et d'ovarite métastatiques.

M. Sallard, dans son livre récent[2], insiste avec raison sur les analogies qui rapprochent tous ces accidents. Il dit que l'orchite tonsillaire offre des caractères presque absolument identiques à ceux de l'orchite ourlienne ; comme celle-ci, elle éclate à la fin de la maladie, elle intéresse le parenchyme plus que l'épididyme, elle peut se terminer par l'atrophie de la glande, elle frappe les sujets jeunes, elle n'aboutit que très exceptionnellement à la

---

1. *Arch. de méd.*, mai 1886.
2. *Les amygdalites aiguës*. Paris, 1892, Rueff, éditeur.

suppuration. Il y a donc une parenté réelle, au moins dans l'expression clinique, entre les orchites et ovarites tonsillaires et les orchites et ovarites ourliennes.

URÉTHRITE ET PROSTATITE OURLIENNES

L'orchite ourlienne est fréquente, bien connue, incontestable et incontestée. Il n'en est pas de même de la prostatite et de l'uréthrite signalées par de rares observateurs.

M. Laveran déclare n'avoir jamais rencontré d'écoulement uréthral à la suite des oreillons.

Gosselin rapporte qu'un jeune homme de 21 ans, atteint d'oreillons avec orchite, présentait en même temps une tuméfaction considérable de la prostate; au bout de trois jours, tout avait disparu. Il est probable que, si les médecins pratiquaient habituellement le toucher rectal dans les cas d'orchite ourlienne, ils trouveraient plus souvent l'engorgement de la prostate.

Sur 10 orchites observées par MM. Barthez et Sanné dans une épidémie scolaire, 5 adolescents présentèrent un écoulement uréthral jaunâtre et visqueux, qui d'ailleurs guérit vite. Ces faits met-

tent hors de doute l'existence de l'uréthrite et de
la prostatite ourliennes.

OVARITE OURLIENNE

Trousseau, qui signale les métastases sur les
mamelles, s'étonne que personne ne les ait observées sur les ovaires qui, chez la femme, sont le
pendant des testicules (*testes muliebres*).

Cependant Rizet (Arras) a observé chez deux
femmes (âgées de 29 et de 32 ans) des douleurs
très intenses qui paraissaient provenir des ovaires.

Parfois, dit Niemeyer, un endolorissement dans
la région de l'un ou de l'autre ovaire, endolorissement qui augmente à la pression, fait supposer
que ces organes, comme chez les hommes les testicules, sont devenus le siège d'une inflammation
légère.

Meynet a vu une fille de 16 ans, non réglée,
atteinte d'oreillons doubles ; huit jours après, le
gonflement ayant disparu, il persiste de la fièvre,
de l'agitation et une douleur au fond des fosses
iliaques, surtout à droite[1]. On sentait à ce niveau
une tuméfaction arrondie qui répondait à l'ovaire
droit. Au bout de trois semaines, les tuméfactions

---

1. *Soc. des sciences méd. de Lyon,* 1865.

parotidiennes reparurent, puis s'en allèrent en même temps que la tumeur ovarienne.

Ce cas n'est pas à l'abri de toute critique, et l'on pourrait invoquer une anomalie de l'ovulation. M. Peter, en effet, a vu une femme chez laquelle, au moment des règles, on constatait, au lieu d'hémorragie utérine, tantôt une tuméfaction des parotides, tantôt un thrombus des grandes et des petites lèvres[1].

Bouteillier[2], chez une femme de 24 ans qui avait présenté un double gonflement parotidien, a constaté l'apparition de douleurs iliaques, bientôt limitées au côté droit. A ce niveau, on sentait une petite tumeur un peu allongée dans le sens transversal, mobile, douloureuse à la pression, plus grosse que l'ovaire normal, mais occupant le siège de cette glande. La malade sortit de l'hôpital guérie, après un séjour de deux semaines.

On voit que les observations d'ovarite ourlienne sont rares, tandis que les orchites sont innombrables.

Si l'existence de l'ovarite ourlienne est douteuse, à plus forte raison le doute plane-t-il sur les

---

1. *Gaz. des Hôp.*, 1868.
2. *Thèse de Paris*, 1866.

conséquences de cette ovarite, sur l'atrophie et sur la stérilité qui pourraient en être la suite.

LOCALISATIONS SUR LES GRANDES LÈVRES

On possède quelques observations de métastase sur les grandes lèvres. Laghi l'avait signalée au siècle dernier.

Rilliet, à Genève, a vu une demoiselle de 36 ans qui, au cinquième jour des oreillons, présenta un gonflement des grandes lèvres. Ce gonflement se dissipa en trois ou quatre jours.

M. Peter, qui a vu, lui aussi, la fluxion des grandes lèvres, localise le gonflement dans les glandes vulvo-vaginales.

Gaillard[1] cite un cas d'engorgement de la grande lèvre droite terminé par suppuration. N'est-ce pas une simple coïncidence, qu'on peut encore objecter aux auteurs qui parlent de vaginite et d'uréthrite ourliennes (GROFFIER, CHATARD de Baltimore)? D'Heilly dit que les règles pourraient se montrer en dehors des époques; il y aurait donc des métrorrhagies ourliennes.

---

1. *Thèse de Montpellier*. 1877.

MASTITE OURLIENNE

Les oreillons peuvent-ils avoir une localisation mammaire? Plusieurs observations de mastite ourlienne chez la femme, et même chez.l'homme, ont été publiées. Elles sont assurément très rares.

Trenel en rapporte trois [1] :

1° Une demoiselle de 18 ans a des oreillons volumineux; le cinquième jour ils disparaissent, la fièvre s'allume, les mamelles se gonflent et deviennent douloureuses; le septième jour, elles diminuent, des sueurs surviennent et la guérison est obtenue.

2° Une fille de 15 ans a les oreillons avec fièvre; le cinquième jour, les parotides étant encore empâtées, les seins deviennent douloureux sans augmenter de volume. Guérison le septième jour.

3° Une femme de 30 ans, enceinte, a les oreillons; le sixième jour, alors que les parotides entrent en résolution, les seins deviennent gros et douloureux; le huitième jour, sueurs, dégonflement des seins, guérison.

D'autres auteurs, Rochard, Cavallini, J. Franck, Roche, Cullen, A. Cooper signalent la tuméfaction

----

1. *Thèse de Strasbourg*, 1842.

des mamelles chez la femme à la suite des oreillons.

Jobard a observé, chez une Indienne, une tuméfaction considérable des seins à la suite des oreillons. Au moment où la mastite ourlienne se résolvait, la tuméfaction parotidienne reparut. Une petite fille de cinq ans (Rizet) présenta, lors de l'épidémie d'Arras, un engorgement mammaire d'origine ourlienne.

Dans la même épidémie, Rizet a vu deux soldats présenter un engorgement des glandes mammaires à la suite des oreillons; chez l'un d'eux, on vit quatre tubercules de Montgomery qui durèrent dix jours, et le mamelon laissait sourdre à la pression un liquide séreux.

Lemarchand, de même, chez un soldat atteint d'oreillons, a vu que la mamelle n'était pas seulement engorgée, mais qu'il s'écoulait encore, par la pression du mamelon, un suc blanchâtre.

Le même malade avait une orchite.

On a dit que le corps thyroïde pouvait être atteint par le processus ourlien.

———

CHAPITRE VI

COMPLICATIONS DES OREILLONS

Sommaire : Suppuration. — Adénopathies. — Accidents nerveux (Délire, convulsions, coma, aphasie, paralysies, vésanies). — Paralysie ourlienne. — Organes des sens (troubles oculaires, surdité). — Appareil respiratoire. — Anasarque (albuminurie, néphrite ourlienne). — Rhumatisme ourlien. — Péricardite et endocardite ourliennes.

Pour bénins que soient d'ordinaire les oreillons, ils ouvrent cependant la porte à des complications sérieuses, parfois mortelles. Ces complications, exceptionnelles chez l'enfant, sont à redouter dans les épidémies d'adultes.

SUPPURATION

Au premier rang des complications doit figurer la *suppuration* des glandes frappées par la fluxion ourlienne. Cet accident est très rare, il a manqué dans la plupart des épidémies. Rilliet (à Genève), Rizet (à Arras), n'ont pas vu les oreillons aboutir une seule fois à la suppuration.

On ne peut qu'être étonné d'apprendre que les oreillons, au siècle dernier, se terminèrent presque tous par la suppuration, dans l'épidémie qui frappa les demoiselles de Saint-Cyr. Dionis, qui rapporte le fait, n'a-t-il pas été victime de quelque erreur de diagnostic [1]?

Dans tous les cas, aucune autre épidémie connue d'oreillons ne s'est signalée par la suppuration habituelle des parotides.

Tous les auteurs qui rapportent des observations d'oreillons suppurés, ne les publient précisément qu'en raison de leur extrême rareté.

Le D[r] Em. Emond[2], sous le titre d'*Oreillons suppurés*, a relaté un cas qui, d'après le Dr Iszenard[3], pourrait être qualifié *Parotidite double survenue par suite du mauvais état général chez un jeune homme placé dans de mauvaises conditions hygiéniques, fatigué, épuisé, et qui, pour se remettre, a eu besoin d'une médication et d'un régime puissamment toniques.*

Voici le résumé sommaire de cette observation :

Jeune homme de 18 ans, employé de commerce, lymphatique, à Paris depuis deux mois. Il couche, avec deux camarades, dans une petite chambre,

---

1. DIONIS. (*Cours d'op. de chir. Paris*, 1773.)
2. *Gaz. des Hôp.*, 1867.
3. *Etude sur les parotidites.* (*Thèse de Paris*, 1876.)

mal close, sous les toits. Il est pris de frissons, d'anorexie, de sécheresse de la gorge. Le lendemain il ne peut se lever, vomit, et accuse une gêne dans les mouvements de la mâchoire avec douleur à gauche. La fièvre, d'abord légère, augmente les jours suivants; un gonflement douloureux apparaît au niveau de la parotide gauche, la mastication devient impossible. La parotide droite est envahie consécutivement. Le quatrième jour, la tuméfaction du côté gauche a atteint des proportions énormes et rend le sujet méconnaissable; occlusion complète de l'œil. Les mâchoires serrées l'une contre l'autre laissent à peine passer la pointe de la langue. Les lèvres sont très grosses, une salive abondante s'écoule au dehors. Les douleurs de la région parotidienne et sous-maxillaire s'étendent aux oreilles et au cou.

Le cinquième jour, fièvre toujours vive, pouls 112, agitation; l'état local est meilleur à gauche, mais le reste de la face et la région auriculaire droite sont pris. La tuméfaction a gagné les côtés du cou et la partie supérieure de la poitrine. La pression est très douloureuse au niveau de l'articulation temporo-maxillaire. On fait des onctions avec un liniment calmant, on applique des cataplasmes, de l'ouate, on donne un bain de pieds sinapisé.

Le sixième jour, l'état général est le même, l'œdème moins douloureux. La tumeur du côté gauche, plus saillante, proémine davantage dans la région mastoïdienne. La peau est d'un rose vif. On met des cataplasmes enduits de liniment.

Le septième jour, le pouls est tombé à 95, la face est moins œdématiée. En revanche, la tumeur, grosse comme un œuf de dinde, est manifestement fluctuante.

Le huitième jour, on ponctionne cette tumeur. il s'écoule plus d'un verre de pus. Le trismus à ce moment commence à céder, et le malade peut desserrer les dents; jusqu'alors on était obligé d'introduire les boissons et bouillons à l'aide d'un tube.

Le lendemain, la tuméfaction du côté droit est incisée à son tour. Après une suppuration de 7 ou 8 jours, le malade, très affaibli, est renvoyé dans son pays pour parfaire sa convalescence.

Le Dr Maslieurhat, dans le cours d'une épidémie qui atteignit plus de 100 personnes, à la Palisse, n'a constaté la suppuration que dans un seul cas [1].

M. Laveran, pendant une épidémie observée à

---

1. BERGERON, *Rapport sur les épidémies de* 1865. (*Académie de médecine*).

Paris (caserne du Prince-Eugène), a vu un oreillon se terminer par suppuration; cet oreillon avait été unique, il occupait le côté droit; dix jours après l'entrée à l'hôpital, le gonflement parotidien persistait, la peau était rouge, il y avait de la fluctuation. L'incision donna issue à une grande quantité de pus, le malade guérit rapidement.

Les autres localisations de la fièvre ourlienne, l'orchite notamment, ne suppurent pas plus souvent que la parotide; l'orchite ourlienne suppurée est exceptionnelle.

Donc les oreillons se terminent par résolution, voilà la règle, qui ne souffre que bien peu d'exceptions. Le microbe des oreillons évidemment n'est pas un microbe *pyogène;* mais il peut, comme d'autres microbes non pyogènes, subir la collaboration des agents habituels de la suppuration, des streptocoques et des staphylocoques, qui se rencontrent normalement dans la bouche des sujets sains. Ces agents peuvent envahir la glande parotide par le canal de Sténon, et nous sommes étonnés qu'ils ne l'envahissent pas plus souvent, d'autant plus que, dans les parotidites secondaires, cette invasion est ordinaire.

Quelle que soit la théorie, il faut bien reconnaître que les observations d'oreillons suppurés sont excessivement rares; sur plusieurs milliers de cas, M. Bucquoy n'en a vu que deux aboutir à la suppuration [1]. Pour ma part, je n'ai pas vu un seul cas d'oreillons suppurés pendant les dix années d'exercice qui viennent de s'écouler au Dispensaire pour enfants malades de la Société philanthropique, et cependant j'ai observé un très grand nombre de sujets atteints de cette maladie.

M. Ferrand a cité un cas, qui, bien qu'il ne soit pas simple, et prête à quelque doute, n'en mérite pas moins une mention [2] Un enfant de 7 ans est pris de fièvre, puis de roséole, sans catarrhe des muqueuses, sans angine. Au bout de 6 jours, alors que l'éruption s'était dissipée, apparaît un léger gonflement sous-maxillaire, la fièvre se rallume, puis tombe; 8 jours après, nouvel accès fébrile, avec gonflement dur et douloureux des régions parotidiennes. La fluctuation se manifeste au niveau de l'angle de la mâchoire du côté droit; l'incision donne issue à une notable quantité de pus; puis la fluctuation se montre à gauche, et l'incision de ce côté donne encore du pus, mais en moindre quantité. L'enfant guérit parfaitement.

---

1. *Soc. méd. des Hôp.*, 27 juillet 1888.
2. *Soc méd. des Hôp.*, 27 juillet 1888.

Le pus examiné bactériologiquement a présenté des streptocoques.

Chez ce malade, les oreillons ont débuté par les glandes sous-maxillaires et n'ont envahi que consécutivement les parotides. M. Ferrand explique la suppuration par l'état général du sujet et la prédisposition créée par la roséole antécédente.

L'examen bactériologique, qui n'avait pas été fait dans les cas antérieurs d'oreillons suppurés, vient donc ici combler une lacune; comme il était aisé de le prévoir, c'est un organisme banal qui a été rencontré, le streptocoque, nouvelle preuve de ce que j'ai avancé plus haut, à savoir que la suppuration n'est pas le fait de l'organisme propre aux oreillons, mais le résultat de l'intervention d'agents secondaires.

ADÉNOPATHIES

A la suite des oreillons, on peut constater parfois la persistance, dans la région pré-auriculaire, angulo-maxillaire, ou sous-maxillaire, d'indurations, de gonflements ganglionnaires multiples. Chez un enfant de 8 ans, Rilliet a vu une adénite scrofuleuse succéder aux oreillons. Trenel aurait même observé la suppuration d'une adénite de ce genre.

Madamet a noté, chez cinq malades, des adénopathies rétro-maxillaires et sous-maxillaires persistantes.

Jourdan, 3 fois sur 61 cas, a noté un engorgement des ganglions cervicaux.

Rizet a vu, chez un soldat, un chapelet ganglionnaire du cou persister pendant deux mois.

Pour ce qui est des enfants, je crois que ces adénopathies consécutives aux oreillons ne sont pas rares, et depuis que mon attention est attirée sur elles, je les rencontre assez souvent. Elles ne m'ont pas paru d'ailleurs avoir la moindre gravité, elles n'ont jamais abouti à la suppuration.

Une fillette de 5 ans se présente le 13 juin 1892, avec un double gonflement parotidien qui a débuté avant-hier par le côté droit et s'est étendu le lendemain au côté gauche. Actuellement on constate une tuméfaction égale et symétrique affectant les parotides et les sous-maxillaires; les ganglions lymphatiques voisins sont gros et douloureux à la pression. La salive a une réaction acide. Il existe une dysphagie notable et la malade se plaint de douleurs dans l'oreille droite. Le frère aîné, qui a eu les oreillons, 15 jours avant sa sœur, conserve encore des ganglions angulo-maxillaires et cervicaux, qui prouvent que *l'adénopathie our-lienne* peut survivre à l'engorgement des glandes salivaires. Le 15 juin, je revois la jeune fille, qui conserve un peu de gonflement parotidien ; à ce moment les adénopathies sous-maxillaires sont visibles ; la salive est toujours acide.

Le 20 mai 1892, se présente un petit garçon de 3 ans, qui depuis hier accuse de vives douleurs dans l'oreille droite ; ces douleurs sont paroxystiques et arrachent des cris à l'enfant ; appétit conservé quoique la langue soit épaisse ; réaction acide de la salive. Aujourd'hui, on note un gonflement de la région parotidienne droite avec tuméfaction des *ganglions angulo-maxillaires.*

Un autre garçon, âgé de 8 ans, que j'ai vu le 1er juin 1892, avait aussi des *ganglions angulo-maxillaires* très développés, sensibles à la pression, en même temps que les oreillons doubles datant de deux jours. Chez cet enfant, le début avait été marqué par de l'insomnie, de l'anorexie, de la gêne pendant la mastication. La salive avait une réaction acide légère.

Le 23 novembre 1892, je vois un autre petit garçon, âgé de 4 ans, qui n'a pu dormir la nuit dernière, réveillé qu'il était par des douleurs

atroces (*otalgie ourlienne*) occupant l'oreille gauche.
Il pleurait, poussait des cris, se roulait dans son
lit, sans que sa mère pût le calmer. Ce matin, la
douleur d'oreille a disparu, mais un gonflement
notable de la région parotidienne a pris sa place. Le
côté droit lui-même est un peu tuméfié, mais à un
degré moindre que le côté gauche. A l'angle de la
mâchoire gauche, on sent la présence d'un ganglion gros comme une amande, et douloureux à
la pression. Du côté droit, au même point, on
sent la présence d'un ganglion analogue, mais
plus petit, et moins sensible à la pression. L'examen de la bouche ne révèle pas d'énanthème, le
papier de tournesol rougit légèrement au contact
de la salive. Ce cas en somme est remarquable
par une adénopathie angulo-maxillaire précoce,
contemporaine de l'engorgement parotidien.

ACCIDENTS NERVEUX

Les complications du côté du système nerveux
ne sont pas très rares chez les adultes atteints
d'oreillons. Ces accidents se présentent sous la
forme de délire, d'hallucinations, de carphologie,
de convulsions. A. Cooper dit même avoir vu un

enfant succomber dans le délire après la résolution soudaine des parotides.

Généralement les accidents cérébraux inquiétants se montrent dans les cas compliqués d'orchite, et avant l'apparition de celle-ci ; puis ils disparaissent sans laisser de traces.

Voici quelques exemples empruntés à la thèse de M. Gaillard[1] :

1º Oreillons avec orchite, accidents méningitiques, hyperesthésie, contractions spasmodiques, céphalalgie frontale, photophobie, opisthotonos ;

2º Oreillons avec orchite, abattement, stupeur, raideur du cou, céphalalgie ;

3º Abattement, adynamie ;

4º Oreillons avec orchite, accidents méningitiques, raideur de la nuque ;

5º Oreillons avec orchite double, stupeur, coma.

Jourdan a vu les oreillons se compliquer, chez deux militaires, d'attaques hystériformes ; et Michalski a rapporté un cas d'éclampsie ourlienne mortelle sans albuminurie.

MM. Lannois et Lemoine ont insisté sur les manifestations méningitiques et cérébrales des oreillons[2].

---

1. *Thèse de Montpellier*, 1877.
2. *Archives de neurologie*, 1886.

Après avoir rappelé un cas d'Hamilton, jeune homme de 22 ans mort dans le délire et la folie furieuse au cours des oreillons, un de Gillet relatif à un homme qui mourut après avoir présenté du délire et deux syncopes [1], un de Béhr (coma avec stertor, fièvre, guérison), un autre de Lynch (délire avec illusions des sens et bourdonnements d'oreilles[2]), tous ces cas se rapportant à des accidents aigus et transitoires, MM. Lannois et Lemoine appellent particulièrement l'attention sur les accidents persistants, sur l'*aphasie* et les *paralysies*.

Healy a recueilli, dans le service de Monro [3] le fait suivant : un enfant de 15 ans, très nerveux, contracte les oreillons ; il semblait guéri quand survinrent du délire, de la fièvre, puis une orchite. Le soir du cinquième jour, le thermomètre donne 41°7 ; pupilles insensibles à la lumière, constipation. Les jours suivants, délire furieux, on est obligé d'attacher le malade. Le huitième jour, coma, pouls filiforme ; la température s'abaisse un peu (39°4), mais il survient des crises de manie furieuse, l'enfant cherche à mordre. Pas de cépha-

---

1. *Gazette des Hôpitaux.*
2. *Dublin Journal,* 1856.
3. *The Lancet,* 1883. Case of parotitis followed by orchitis and meningitis.

lalgie, pas de vomissements. Pendant près de six mois, la marche est difficile, il y a de l'incertitude et de l'incoordination. La parole est embarrassée, les mots sont énoncés d'une façon incomplète, il y a de l'émotivité exagérée, de l'agraphie. Les phénomènes méningitiques ont donc été suivis, dans ce cas, de troubles prolongés : altération de la parole, agraphie, parésie et incoordination des membres inférieurs.

Un jeune homme de 17 ans, observé par M. Janson-Zuède [1], atteint d'oreillons et d'orchite à droite, est pris tout à coup de délire furieux et présente en même temps de l'aphasie et une monoplégie brachiale droite avec anesthésie. Il guérit rapidement. L'aphasie durable a été observée par M. Sorel [2] : un caporal de 24 ans entre à l'hôpital au quatrième jour d'une orchite ourlienne; la température monte à 41°8, mais redevient normale quelques jours après. Le délire apparaît au moment de l'hyperthermie et cède avec la défervescence. C'est un délire tranquille, analogue à celui de la fièvre typhoïde et professionnel. Au délire succède un abattement marqué qui dure quatre à cinq

---

1. *Annales de la Société méd. ch. de Liége,* 1884.
2. *Arch. de méd. milit.,* 1883.

jours. Il y a de l'albuminurie et un peu de sang dans les garde-robes. La convalescence s'établit cependant, mais alors apparaissent les troubles du langage ; les mots sont cherchés, quoique l'idéation soit intacte ; souvent le mot propre est trouvé avec peine ou fait défaut. Un mot trop long reste inachevé ; il y a en résumé un certain degré d'aphasie motrice. L'intégrité du langage ne fut retrouvée qu'au bout de 15 mois.

Dans un cas de MM. Lannois et Lemoine, il y eut à la fois aphasie et hémiplégie droite : un artilleur de la garnison d'Orléans (épidémie de 1883) est admis à l'infirmerie pour des oreillons doubles qui ne tardent pas à s'effacer. Huit jours après il est pris de vomissements et perd connaissance ; on le trouve dans un état demi-comateux et on constate une hémiplégie du côté droit, avec hémianesthésie et légère contracture. La face est paralysée du côté gauche. Le malade, revenu à lui, ne peut articuler aucune syllabe, quoiqu'il comprenne bien et réponde par signes. La fièvre est notable (39°, 39°4) et cependant le pouls ne bat que 60 fois par minute. On prescrit le sulfate de soude et dix sangsues aux apophyses mastoïdes. Il y a de la rétention d'urine, le malade urine par regorgement et à son insu ; on est obligé

de le sonder. Douze jours après l'accident, quelques mouvements reparaissent du côté paralysé,
la paralysie faciale n'existe plus ; le malade peut
dire *oui, non, pain* ; il nomme les objets qu'on lui
présente. Au bout d'un mois, il marche avec une
canne, il sort de l'hôpital à peu près guéri ; l'aphasie a disparu et les mouvements sont revenus.

Comment expliquer ces accidents ? « Tous ces
symptômes, disent MM. Lannois et Lemoine, fièvre,
vomissements, constipation, ralentissement relatif
du pouls, raideur des membres paralysés, dilatation pupillaire, nous semblent nettement se rattacher chez notre malade à une hyperémie active
des méninges et de la couche corticale sous-jacente.
Il y avait vraisemblablement chez lui de la *méningo-
encéphalite*, et cette méningo-encéphalite atteignait
les deux hémisphères. Si on admet ce point,
comme nous sommes disposés à le faire, on pourra
se rendre compte facilement des phénomènes
observés : la lésion cérébrale consécutive à la
méningite, peut-être à des exsudats plus ou moins
abondants pour certains points, était légère sur le
tiers inférieur de la circonvolution frontale ascen-
dante droite et n'a entraîné qu'une hémiplégie
faciale gauche passagère ; plus intense dans la
région psycho-motrice et sur le pied de la troisième

circonvolution frontale à gauche, s'accompagnant d'un certain degré d'obstruction de la sylvienne gauche, elle a entraîné de l'aphasie ayant duré une quinzaine de jours et de l'hémiplégie plus durable quoique également passagère. Il se serait passé là ce qui s'observe d'ailleurs dans certaines méningites aiguës, et surtout dans la méningite tuberculeuse, où l'on voit des paralysies partielles très diverses, échappant à toute formule absolue, aussi variables que le siège et le nombre des lésions.

Nous pensons donc, en résumé, que les accidents encéphalopathiques des oreillons doivent être rattachés à des lésions méningées d'ordre congestif ou inflammatoire ; le plus souvent celles-ci ne déterminent qu'une irritation superficielle qui disparaît rapidement après avoir donné lieu à des symptômes plus redoutables en apparence qu'en réalité. Au contraire, dans quelques cas de nombre heureusement restreint, elles donnent naissance consécutivement à des lésions de l'encéphale lui-même (encéphalite ou ramollissement) qui produisent alors des aphasies et des paralysies plus ou moins graves et durables. Parfois même elles peuvent entraîner la mort. »

Cette explication hypothétique, puisqu'elle n'est basée sur aucune autopsie, est admissible pour certains cas ; elle ne l'est pas pour tous. Elle ne l'est pas pour les faits de manie, mélancolie, vésanies diverses, observés par nombre d'auteurs, par Percy-Smith[1], par Liégeois[2], etc.

Sans doute le délire, l'agitation, les convulsions, le coma peuvent reconnaître cette pathogénie, et c'est à juste titre qu'on a comparé les accidents cérébraux des oreillons au *rhumatisme cérébral*. Mais quand on considère les antécédents héréditaires et personnels des malades dont les observations sont rapportées par Liégeois, par Glénereau[3], quand on apprend que ces malades sont des neurasthéniques, des nerveux, des hystériques, porteurs de stigmates, ayant eu précédemment des convulsions, des attaques épileptiformes, quand on constate, en même temps que les phénomènes paralytiques, des zones d'anesthésie, de l'hémianesthésie, quand on voit d'autres malades être des alcooliques avérés, comment ne pas reléguer au second plan les oreillons, comment ne pas faire intervenir avant tout et par-dessus tout la diathèse nerveuse? En d'autres termes, je crois qu'un certain nombre d'accidents nerveux attribués aux

---

1. *Lancet*, 1889. *Insanity following Mumps.*
2. *Progrès médical*, 3 oct. 1891.
3. *Bulletin de thérapeutique*, mai 1884.

oreillons, relèvent essentiellement d'une tare nerveuse héréditaire ou acquise, de la folie, de l'épilepsie, de l'hystérie, quand ils ne sont pas imputables à l'alcoolisme.

Je maintiendrai cette interprétation aussi longtemps qu'elle ne sera pas contredite par l'anatomie pathologique.

J'aborde maintenant l'étude d'autres manifestations nerveuses médullaires ou névritiques plutôt que cérébrales et analogues aux paralysies diphtériques.

PARALYSIE OURLIENNE

M. Joffroy, dans une leçon intitulée *De la paralysie ourlienne* [1], a signalé une complication de cet ordre. Une fillette de 4 ans 1/2 se présente avec une paralysie flasque des quatre membres, elle ne peut ni marcher, ni se tenir debout, mais elle peut encore ébaucher des mouvements de préhension. Les réflexes tendineux et la contractilité faradique et galvanique étaient abolis. Il y avait hyperesthésie musculaire, anesthésie cutanée légère, intégrité fonctionnelle de la vessie et du rectum. M. Joffroy repousse l'idée d'une paralysie infan-

---

1. *Progrès médical*, 20 nov. 1886.

tile ou d'une paralysie par compression médullaire
(mal de Pott). Il pense à la paralysie diphtérique,
mais il ne trouve pas la diphtérie dans les antécédents de la malade. Par contre, l'enfant avait eu,
cinq semaines auparavant, les oreillons. Au huitième jour, il y avait eu des douleurs lancinantes
dans les bras, puis du prurit aux organes génitaux ; les douleurs avaient ensuite gagné les
jambes et les cuisses, des fourmillements étaient
apparus. Vingt et un jours après le début des
oreillons, la paraplégie s'était accusée, puis on
avait noté une albuminurie légère et intermittente.
Trente jours après le début des oreillons, la paralysie avait envahi les membres supérieurs.

Un traitement tonique fut institué, des frictions
stimulantes furent faites deux fois par jour et on
donna 25 centigrammes d'iodure de potassium.
Bientôt les mouvements revinrent progressivement
dans les membres inférieurs, puis dans les supérieurs, l'albuminurie diminua.

Trois mois après, la malade était presque entièrement guérie.

Cette intéressante observation semble démontrer
que les oreillons peuvent être suivis de paralysie
comme la diphtérie et les autres maladies infectieuses.

Le cas de Baas, parésie de l'accommodation chez une fillette de 7 ans, trois semaines après les oreillons, rapproche encore les paralysies ourliennes des paralysies diphtériques [1].

Vogel admet la possibilité d'une paralysie faciale dans les oreillons ; cette complication appartient plutôt à la parotidite suppurée; elle n'a pas été signalée à la suite des oreillons.

Plus récemment, le Dr Chavanis a communiqué à la Société de médecine de la Loire un cas de paralysie survenu à la suite des oreillons [2].

Un homme de 55 ans fut atteint d'oreillons après quelques jours de malaise fébrile. La maladie fut sérieuse, le testicule se prit, la température monta à 40° et dépassa même une fois 41°; il y eut du délire à plusieurs reprises. La convalescence ne fut pas franche et le malade continua à délirer la nuit pendant un temps assez long. Cinquante jours après l'apparition des oreillons, le malade présenta des douleurs lombaires, des céphalées, de l'hébétude du regard. En même temps, il accusa de la faiblesse dans les membres inférieurs, surtout à gauche. Il avait la sensation que son pied gauche

----

1. *Klin. Mon. Aug.*, 1886.
2. *Bulletin médical*, 8 nov. 1891.

était trop court, et il traînait la jambe de ce côté. En marchant, il avait la sensation de caoutchouc à la plante des pieds, surtout à gauche; la jambe gauche était le siège d'une transpiration qui ne se produisait pas à droite. Cependant le malade avait perdu toute aptitude au travail.

Un an après, cet homme restait triste, un peu hébété, mais il pouvait travailler plus facilement. Les maux de tête étaient fréquents, la faiblesse générale persistait, il y avait des pertes séminales involontaires et une impuissance presque complète.

La région vertébrale était douloureuse, les deux membres inférieurs, surtout le gauche, restaient affaiblis. Crampes dans les mollets, fourmillements dans le pied gauche.

La paralysie n'a jamais été assez accusée pour empêcher la marche, il y avait seulement de la gêne, de la pesanteur, et souvent la jambe gauche fléchissait.

Deux ans plus tard, la santé est revenue, la tristesse est passée, le travail redevenu facile. Toutefois les membres inférieurs ne sont pas aussi forts que jadis et la jambe gauche reste un peu faible.

Ce cas est remarquable par la gravité des manifestations initiales et par la durée extrêmement longue des accidents paralytiques.

ORGANES DES SENS

Du côté des organes des sens, qu'on peut considérer comme des annexes, des prolongements du cerveau, on a observé quelques complications intéressantes.

Le Dr Hatry (épidémie de Lyon, 1875-1876) a signalé la diminution de l'acuité visuelle, la photophobie, les vertiges, le larmoiement; la papille était injectée dans la plupart de ces cas. Quelques malades avaient de la conjonctivite; cette complication a été signalée par d'autres observateurs; il en est de même de l'œdème des paupières, qui a été vu par Combeau, Gailhard, Karth.

Chez un des malades observés par M. Hatry, les troubles de la vue s'accompagnèrent de symptômes méningitiques, et chez un autre, de symptômes hystériformes.

Calmettes a vu une surdité insidieuse succéder aux oreillons; il attribue cette surdité à une lésion du labyrinthe [1]. Déjà Toynbee (1860) avait dit que le poison ourlien causait souvent une surdité complète, ordinairement unilatérale. On constate alors que c'est l'élément nerveux qui a été frappé, la

---

1. *France médicale*, 1882.

surdité étant brusque, absolue, et rien d'anormal ne se manifestant dans le conduit auditif ni dans la caisse du tympan.

Lorsque le nerf n'est pas complètement paralysé et qu'il subsiste un peu d'audition, Toynbee conseille l'emploi des révulsifs et du cornet acoustique.

A. Buck rapporte deux cas intéressants de *surdité ourlienne*. Dans le premier cas (fille de 16 ans), l'engorgement parotidien était considérable, les mouvements de la mastication et de la déglutition étaient gênés. Le troisième jour, il survint dans l'oreille droite une douleur vive avec bourdonnements qui dura plusieurs heures. Le huitième jour, Buck constata l'abolition de l'ouïe du côté droit. Même quand l'oreille était bouchée avec le doigt, le diapason sur le crâne, la montre entre les dents étaient mieux entendus à gauche qu'à droite. Pas de vertige de Ménière. Les douches d'air, la teinture d'iode sur la région mastoïdienne, l'iodure de potassium à l'intérieur restèrent sans effet. Dans le second cas (homme de 41 ans), l'engorgement parotidien étant plus marqué à gauche, c'est de ce côté que survint la surdité avec bourdonnements.

Vers le quinzième jour, on nota des nausées, du vertige, des troubles de l'équilibre. Quatre sangsues en avant et en arrière du tragus améliorèrent le vertige, mais non la surdité. L'iodure de potassium et le mercure furent tout aussi inefficaces. Pour Buck, dans ces deux cas, il s'est fait un épanchement hémorragique ou inflammatoire dans le limaçon, avec (pour le second cas) épanchement consécutif dans le vestibule ou les canaux demi-circulaires (14° Congrès des auristes américains).

Sir John Roosa admet que la surdité consécutive aux oreillons, dont il assure avoir vu de nombreux exemples, est due à une névrite avec atrophie.

Moos a vu un enfant de 13 ans atteint de surdité bilatérale, le cinquième jour des oreillons; le sixième jour, il y eut des vomissements; le huitième, l'enfant trébuchait en marchant. L'iodure de potassium fut impuissant. Moos admet que les poisons ourliens, pénétrant dans la circulation, peuvent stagner dans les organes à circulation compliquée, comme le testicule, le labyrinthe, et expliquer ainsi les différentes complications des oreillons. (*Berliner Klin. Woch.*, 1884.)

M. Haslon a vu une femme de 23 ans devenir complètement sourde vingt-quatre heures après l'apparition d'un oreillon et du même côté que celui-ci.

Trois ans après, il n'y avait pas d'amélioration et la malade se plaignait de bourdonnements continuels [1].

Brunner a vu une fille de 30 ans qui, à la suite d'oreillons de volume médiocre, présenta du vertige, avec bruit de ruisseau dans l'oreille droite, puis devint sourde de ce côté. Aucun résultat par l'iodure de potassium.

Brunner conclut :

La surdité nerveuse consécutive aux oreillons peut être uni ou bi-latérale, plus souvent unilatérale (3 cas sur 5). Elle est toujours complète et jusqu'à présent incurable. Elle se développe très rapidement, en quelques jours, avec des bruits subjectifs plus ou moins persistants et du vertige. La maladie frappe les enfants comme les adultes, elle ressemble beaucoup au vertige de Ménière. Il se fait probablement un exsudat séreux ou hémorragique qui comprime les organes délicats du labyrinthe et les altère profondément.

M. Fournié trouve six cas de surdité imputable aux oreillons [2]. D'autres cas ont été observés par Ménière, par Gellé, etc. [3].

---

1. *Practitioner*, 1883.
2. *Arch. de méd. et de pharm. militaires*, 1885.
3. *Ann. des mal. de l'oreille*, 1891.

Ces complications auriculaires profondes et durables des oreillons ne sauraient surprendre ceux qui ont assisté à la phase parfois si pénible et si douloureuse de *l'otalgie ourlienne*, dont j'ai cité plus haut quelques exemples.

J'ai vu des enfants qui, le jour ou la veille de l'invasion, accusaient dans l'une ou l'autre oreille des douleurs atroces leur ôtant l'appétit, le sommeil, et s'accompagnant d'une agitation qui pouvait faire craindre le début d'une méningite. Il est vrai que ces invasions bruyantes n'ont pas eu de suite et que, pour ma part, je n'ai pas vu la surdité survivre aux oreillons.

APPAREIL RESPIRATOIRE

Du côté de l'appareil respiratoire, les complications ne sont pas communes. Cependant les oreillons, par leur volume, par l'œdème colossal qui les accompagne parfois, peuvent entraver mécaniquement la respiration, et l'on a même vu l'œdème de la glotte compliquer les oreillons. Le Dr Tourtelle a rapporté deux cas d'oreillons terminés par l'œdème de la glotte et la mort [1].

---

1. *Thèse de Paris*, 1828.

Le Dr Jacob a vu un artilleur de 21 ans se présenter à la visite avec un gonflement de la parotide droite; cet homme souffre peu et ne prend pas le lit; cependant, vers 3 heures de l'après-midi, il accuse un malaise léger et se couche. Vers deux heures du matin, il se réveille en sursaut, il se lève en proie à la suffocation et meurt presque aussitôt. A l'autopsie, on constate un œdème énorme de la glotte, obturant presque complètement l'entrée du larynx.

Le Dr Pilatte a rapporté, au comité médical des Bouches-du-Rhône [1], un cas d'œdème aigu du larynx au cours des oreillons. Un homme de 29 ans, vigoureux, ayant eu plusieurs accès de fièvre intermittente, est pris d'oreillons très prononcés. Vers le sixième jour, le malade est pris d'œdème aigu du larynx, avec suffocation. La trachéotomie fut faite d'urgence. Au bout de quatre jours, on put enlever la canule, et la guérison fut obtenue. Avant la suffocation, on avait pu constater l'existence d'une angine érythémateuse légère. Voici comment l'auteur explique cette complication : « Lorsque la parotide acquiert un volume considérable, il est certain qu'elle doit exercer

---

1. *Bulletin médical*, 8 juin 1890.

une compression sur les gros troncs veineux du cou et en particulier sur les veines jugulaires externe et interne; or, c'est à cette dernière que se rendent les veines du larynx. »

Cette pathogénie est discutable, mais le fait reste.

Outre l'œdème du larynx, on a cité des bronchites, des pneumonies venant compliquer les oreillons, mais il n'est pas prouvé que ces maladies eussent un lien pathogénique étroit avec la fièvre ourlienne.

Une dame, ayant dépassé la cinquantaine, arthritique, hémorrhoïdaire, emphysémateuse, est soignée par M. Ferrand pour des coliques hépatiques [1]. Au bout de quelques jours, les crises hépatiques se continuant, la malade étant dans un état légèrement fébrile, apparurent les oreillons, simples d'abord, doubles ensuite, oreillons considérables et cependant médiocrement douloureux.

Deux ou trois jours après se produisait un épanchement pleural, et bientôt la malade succombait à une crise de catarrhe suffocant.

Ce fait isolé n'est pas suffisant pour permettre de décrire la *pleurésie ourlienne.*

---

1. *France médicale*, 23 février 1889.

NÉPHRITE OURLIENNE

Les complications du côté de l'appareil urinaire ont une certaine importance. Déjà Pratolongo avait signalé l'anasarque qui succède à certains cas d'oreillons et qui rappelle, trait pour trait, l'anasarque scarlatineuse.

Renard (épidémie d'Antibes, 1856) a vu trois jeunes soldats présenter de l'albuminurie avec anasarque, et il attribue cette complication, qui guérit d'ailleurs parfaitement, à une fluxion rénale analogue à la fluxion parotidienne. Lors d'une épidémie plus récente (Angers, *Arch. de méd. mil.*, 1885), Renard a retrouvé plusieurs fois l'albuminurie, avec issue mortelle dans trois cas. Dans un quatrième cas, le malade avait déjà eu les oreillons; il présenta un œdème considérable des bourses et des membres inférieurs et guérit.

M. Jourdan a vu un cas d'oreillons se compliquer d'hématurie; dans ce cas, il y avait en outre un gonflement de la glande thyroïde.

M. L. Colin a observé deux fois l'anasarque chez des soldats atteints d'oreillons; un de ces cas, terminé par la mort, mérite d'être rapporté [1].

---

1. *Soc. méd. des hôp.*, 1876.

Un soldat de la garde républicaine, âgé de 24 ans, très robuste, bien portant d'habitude, éprouve le 23 octobre 1875, étant de garde, une gêne douloureuse dans les testicules, qui se tuméfièrent ensuite, avec prédominance à droite. Le lendemain apparut un gonflement de la région parotidienne gauche, sans fièvre notable. Puis la face devient bouffie et l'œdème gagne tout le corps. On constate la présence de l'albumine dans les urines et on envoie le malade au Val-de-Grâce avec ce diagnostic : *Anasarque et ascite avec albuminurie; début par des oreillons.* On soumet le malade à l'usage des purgatifs et des diurétiques, il reste stationnaire. Le 6 novembre, il a des troubles de la vision; l'acuité visuelle est diminuée, la papille est œdémateuse, il y a des taches rétiniennes. A partir du 10 novembre, le malade se plaint de dyspnée et de céphalalgie, avec insomnie. Le 12 novembre, la douleur de tête arrache des cris au malade. Le 13 novembre, il est pris d'une crise convulsive épileptiforme terminée par du coma.

La quantité des urines ne dépasse pas 300^{cc} en 24 heures, il y a, par litre, 10 grammes d'urée et 22 grammes d'albumine. Quatre sangsues sont appliquées aux apophyses mastoïdes; le sang contient beaucoup d'urée et de graisse. Les 14 et

15 novembre, no velles crises épileptiformes; le
17 novembre, or chopnée; le 21 novembre, mort
dans l'asphyxie.

A l'autopsie, les reins sont volumineux, la substance corticale est jaunâtre, avec taches blanchâ-
tres irrégulières; au microscope, on constate une
prolifération active dans la substance interstitielle;
beaucoup de tubuli sont remplis de cylindres fibri-
neux et granulo-graisseux. Il y a à la fois néphrite
interstitielle et épithéliale. Le foie est peu altéré,
la rate est grosse. Épanchement séreux dans les
plèvres, œdème des poumons. Cœur hypertrophié.
Ce qu'il y a de remarquable dans ce cas, c'est
l'absence d'état fébrile, la précocité de l'anasarque
et de l'albuminurie qui, contrairement à ce qui se
passe dans la scarlatine, a été nettement constatée.

L'observation rapportée par M. Karth, dans sa
thèse, est remarquable par la gravité insolite des
symptômes et par leur caractère éminemment infectieux; les oreillons, dans ce cas, rappelaient les
diphtéries toxiques ou les scarlatines malignes, et
le malade a failli mourir empoisonné dès les premiers jours. L'urine, qui présentait les caractères
extérieurs de l'urine des néphrites infectieuses,
contenait, en même temps que l'albumine rétractile, des bactéries en nombre incalculable.

Voici le résumé de cette observation qui représente la forme hypertoxique des oreillons :

Un homme de 24 ans, employé aux Halles, entre à Lariboisière le 20 septembre 1883. Il a eu la fièvre typhoïde à 12 ans; il n'est pas alcoolique. Le 18 septembre, il a éprouvé un peu de malaise, suivi bientôt de violents maux de tête, de gonflement des paupières avec cuisson dans les yeux, de nausées et vomissements; il ne put manger le soir. Dans la nuit, fièvre, insomnie, céphalée. Le lendemain, les joues et le cou sont enflés, la gorge est sèche et douloureuse, épistaxis assez abondante. Le 20, le gonflement du cou et des joues a augmenté, les maux de gorge et de tête persistent, le malade entre à l'hôpital. On constate de l'œdème des paupières et de l'œdème sous-conjonctival. Les régions parotidiennes, sous-maxillaires et cervicales sont énormes, empâtées, rouges; le gonflement s'étend des articulations temporo-maxillaires au sternum. La gorge était rouge.

La température s'élève le soir à 41°. A l'aspect du malade, on songe à trois affections : le gonflement des diphtéries graves, le phlegmon de l'angine scarlatineuse, les oreillons; mais il n'y a ni fausses membranes, ni éruption, le diagnostic d'oreillons reste seul.

La salive s'écoule au dehors, la face interne des joues est recouverte d'un enduit épithélial. La déglutition est douloureuse.La rate est très grosse. Le malade reste un jour sans uriner, la vessie est pourtant vide.

Albumine rétractile en abondance. Traitement : Potion de Todd, sulfate de quinine et acide salicylique (2 grammes de chaque en 8 paquets, d'heure en heure). — Le 22 et le 23 (5e et 6e jour), amélioration. Le 24 (7e jour), à la suite d'un refroidissement, gonflement considérable des paupières et chémosis, exophtalmie légère. A ce moment l'œdème du cou et le gonflement des glandes parotides et sous-maxillaires ont entièrement disparu. Le 25 (8e jour), grande amélioration. Le 26 au soir le gonflement des régions parotidiennes a reparu ; il persiste le 27 ; la gorge est très douloureuse et exulcérée. La pression longtemps prolongée sur la parotide droite en fait sortir une goutte de salive louche, qui présente des leucocytes et des granulations rappelant les microcoques. Sur une pièce colorée au violet, on voit des bâtonnets très courts et des spores réunies deux par deux. L'urine, redevenue abondante, contient très peu d'albumine ; le pouls est ralenti (50 par minute).

Le 28 (11e jour), la fluxion parotidienne a

diminué, mais les glandes sous-maxillaires sont légèrement gonflées, et la pression fait sourdre, du canal de Wharton, une salive filante et trouble. Le pouls continue à être lent (52).

Le 29 (12e jour), les glandes ont repris leur volume normal, pas de fièvre, pouls 50.

Le 30 (13e jour), œdème de la paupière gauche, pas de fièvre, pouls 48. Urine très abondante (2,300), avec une quantité insignifiante d'albumine.

Le 1er octobre (14e jour), la paupière gauche reste rouge, mais n'est plus œdématiée, sauf dans l'angle externe; on sent, à ce niveau, un empâtement dû probablement à l'hypertrophie de la *glande lacrymale*. Pouls 52.

Le 2 (15e jour), plus de gonflement nulle part, langue dépouillée, gorge rouge, plus d'albuminurie; pouls 52. Enfin, le malade sort de l'hôpital le 25 octobre, guéri, mais considérablement amaigri. On voit combien cette observation offre de particularités intéressantes; quoique le malade n'ait présenté, à aucun moment, de manifestation testiculaire, les symptômes généraux ont acquis une intensité extrême, que nous n'observons pour ainsi dire jamais chez les enfants, et qui rangent les oreillons à côté des grandes maladies infectieuses.

L'albuminurie ourlienne a été observée par M. Jaccoud, elle a fait le sujet de la thèse de M. Gagé[1].

Elle est aujourd'hui de notion vulgaire.

Si la néphrite ourlienne est rare chez l'adulte, et si les observations analogues à celles de M. Colin, de M. Karth, se comptent, que dire de cette complication chez les enfants? Elle est assurément exceptionnelle, mais elle existe, et M. Croner a rapporté avec détails, à la Société de médecine de Berlin, un cas de néphrite consécutive aux oreillons, chez un petit garçon de six ans[2]. Le 20 novembre 1883, lors d'une épidémie importante qui régnait alors à Berlin et surtout dans les faubourgs de l'ouest, un petit garçon de six ans est atteint d'une parotide du côté gauche, précédée d'une fièvre assez forte. Cette parotide se termine par résolution, mais cinq jours après, et sans avoir quitté son lit, le malade est pris d'un nouvel accès de fièvre, et la parotide se tuméfie. L'engorgement se dissipe assez vite, mais l'enfant reste languissant et ne veut pas quitter le lit.

Le 4 décembre (15 jours après le début), on remarque un œdème des paupières, de la face

1. Paris, 1892.
2. 18 février 1884.

dorsale des mains et des pieds, avec léger degré d'ascite. L'urine, excrétée en petite quantité, est hémorragique et contient beaucoup d'albumine. Le 10 décembre, la néphrite allant mieux, la fièvre se rallume, les glandes lymphatiques de l'angle de la mâchoire gauche se tuméfient avec le tissu cellulaire voisin, l'urine redevient hémorragique et albumineuse. Le 18 décembre, ces phénomènes avaient cédé ; mais alors les ganglions du côté droit se prennent à leur tour. Après ce dernier incident, l'albuminurie persista encore pendant cinq semaines et l'entrée en convalescence fut reculée jusqu'au 15 janvier 1884.

Les oreillons, ainsi compliqués de néphrite, avaient duré près de deux mois. Ce cas est donc un exemple assez net de néphrite ourlienne chez un jeune sujet; ici le pronostic a été favorable et la néphrite a évolué sans complications urémiques analogues au cas de M. L. Colin.

RHUMATISME OURLIEN

Trousseau signale, dans le cours des oreillons, des douleurs articulaires rappelant le rhumatisme scarlatineux.

Jourdan, sur 61 cas d'oreillons, a vu quatre fois des douleurs articulaires aux épaules, aux coudes, aux poignets; ces arthralgies ne s'accompagnaient pas de fluxion, de gonflement, elles disparaissaient en quelques jours. Sur ces 61 cas, s'il n'y eut que quatre fois des douleurs articulaires, il y eut 12 fois des épistaxis (9 fois au début, 3 fois dans le cours de la maladie): Cet accident se montra surtout dans les formes graves. (Épidémie de Dax, 1878.)

Mais revenons aux manifestations rhumatismales ou rhumatoïdes qui viennent compliquer les oreillons et qui ont été signalées dans plusieurs épidémies.

On trouve, dans la relation de l'épidémie de Genève laissée par Rilliet, l'observation suivante : « Chez deux frères, l'oreillon a été rapidement suivi d'un rhumatisme aigu; chez l'un, il y avait eu attaque de rhumatisme franc quelques années auparavant. » Ici, nous sommes en présence, évidemment, d'une récidive de rhumatisme articulaire aigu, et non d'un rhumatisme secondaire, d'un pseudo-rhumatisme ourlien. Les oreillons ont pu provoquer, hâter, précipiter l'explosion du rhumatisme, ils ont joué le rôle d'une simple cause occasionnelle, par l'affaiblissement de l'organisme ou par tout autre mécanisme; mais ils ne sont pas la cause intime, essentielle, primitive de l'affection rhumatismale qui leur a succédé. Il y a coïncidence, non subordination des deux maladies, l'une à l'autre.

Mais il n'en est pas toujours ainsi et nous allons retrouver, dans les oreillons comme dans les autres maladies infectieuses (scarlatine, blennorrhagie, puerpérisme, etc.), des manifestations articulaires d'un autre ordre, qu'on décrit habituellement aujourd'hui sous le nom de *pseudo-rhumatismes infectieux*.

Les douleurs articulaires signalées par Jourdan pourraient rentrer dans cette espèce morbide.

Bourcy, dans sa thèse sur les déterminations articulaires des maladies infectieuses, n'hésite pas à faire rentrer le rhumatisme ourlien dans le groupe des pseudo-rhumatismes infectieux [1]. Un petit nombre d'observations conformes à cette théorie ont été rapportées par Chaumier, Glénereau, Boinet [2], Launois et Lemoine [3], Plagneux, de Cérenville, Liégeois [4].

M. Gachon, dans un travail sur le pseudo-

1. *Thèse de Paris*, 1883.
2. *Lyon médical*, 1885.
3. *Revue de médecine*, 1885.
4. *Progrès médical*, 1891.

rhumatisme ourlien [1], distingue plusieurs formes et plusieurs degrés.

Tantôt, au cours où à la suite d'oreillons qui évoluent normalement, on voit quelques articulations devenir douloureuses et impotentes, sans réaction inflammatoire vive, sans gonflement notable, sans rougeur; ces arthralgies siègent de préférence au genou, à la hanche, au cou-de-pied, à l'épaule; elles n'attaquent qu'un petit nombre de jointures à la fois. Tantôt la réaction est intense, il y a un gonflement et un épanchement articulaires très marqués. Cet épanchement peut présenter les allures de l'hydarthrose (cas de BOINET). Les articulations ne sont pas seules en cause, les gaines synoviales des doigts peuvent être envahies, des douleurs peuvent se montrer dans les muscles de la cuisse et de la jambe, dans les lombes. M. Bergeron (cité par D'HEILLY [2]) aurait vu, à l'hôpital Necker, le gonflement de la bourse prérotulienne droite succéder à la tuméfaction parotidienne.

La fièvre est modérée ou nulle.

En peu de jours la complication rhumatoïde évolue et disparaît sans laisser de traces; cepen-

---

1. *Thèse de Montpellier*, 1887.
2. *Dictionnaire Jaccoud.*

dant plusieurs articulations peuvent être prises successivement, ce qui accroît la durée de la maladie.

La terminaison par résolution est la règle, la terminaison par suppuration est douteuse ou exceptionnelle.

On a cité des cas d'oreillons précédés par des manifestations articulaires; ce renversement de la marche habituelle s'observe aussi, on l'a vu, dans l'orchite ourlienne.

Voici quelques exemples :

1° Un jeune soldat (LANNOIS et LEMOINE) est pris d'angine, d'érythème noueux, puis d'arthropathie au niveau des genoux et des pieds. Vient ensuite le gonflement parotidien; les douleurs articulaires s'atténuent pour reparaître ensuite à la fin des oreillons. L'intervention de l'érythème noueux, qui s'accompagne assez souvent d'arthropathies, dans cette observation, lui ôte, à mes yeux, une partie de sa valeur. On peut contester ici, pour cette raison, l'origine ourlienne du rhumatisme. M. Rondot a vu, chez un garçon de 15 ans, l'érythème noueux succéder aux oreillons, je ne crois pas cependant qu'aucun lien pathogénique rattache ces deux maladies [1].

---

1. *Gazette des sciences médicales de Bordeaux*, 1888.

Un jeune homme est pris de douleurs coxo-
fémorales et lombaires, les genoux sont douloureux, tuméfiés, les mouvements sont entravés, il
y a de la fièvre. Le lendemain, les parotides se
prennent. Trois jours après, albuminurie notable.
Puis les douleurs diminuent, et après une courte
rechute, guérison. La maladie a duré 20 jours en
tout. (PLAGNEUX.)

Le même auteur rapporte un second fait sem-
semblable, sans fièvre, ni albuminurie.

Voici un cas dans lequel les arthropathies furent
suivies de péricardite.

Un sapeur du génie (GACHON), sans antécédents
rhumatismaux, entre dans le service du professeur
Combal, hôpital Saint-Éloi, à Montpellier. Après
avoir eu les oreillons, sans orchite, le malade est
pris de douleurs dans les genoux, qui sont un peu
rouges, mais non tuméfiés. On perçoit le lendemain un dédoublement du premier bruit à la pointe
du cœur, du second bruit à la base. Puis on perçoit
un frottement très net à la région précordiale. Il
n'y a pas de fièvre. Au bout de cinq jours, les
douleurs ont disparu, le frottement péricardique
persiste. Au bout de six semaines, on entend ce
frottement et un souffle systolique à la pointe.

Cette observation va nous fournir une transition

toute naturelle pour passer aux complications cardiaques des oreillons. Quoique non moins rares que les arthropathies, elles méritent une étude sommaire.

PÉRICARDITE ET ENDOCARDITE

La péricardite, dont je viens de parler, est décrite dans la thèse de Gachon et dans celle de Notarès [1].

Elle se rencontre assez souvent chez des malades qui ont des antécédents rhumatismaux, et alors je ne vois pas bien la raison qui la ferait rapporter aux oreillons. Elle ne mérite réellement le nom de *péricardite ourlienne* que dans les cas où elle atteint des individus vierges de rhumatisme.

Cette péricardite serait habituellement sèche, isolée, sans propagation à l'endocarde. Quoique peu étendue, légère en apparence, elle ne guérirait pas toujours et son pronostic est sérieux.

M. Grancher a observé une endopéricardite développée au cours de l'orchite ourlienne, qui guérit sans laisser de traces [2].

Parmi les complications rares des oreillons, il

1. *Montpellier*, 1887.
2. *Gazette des hôpitaux*, 1884.

faut citer l'endocardite, dont M. Jaccoud a produit un exemple très remarquable. Un jeune homme de 19 ans entre à l'hôpital au septième jour de sa maladie : les deux parotides, les deux glandes sous-maxillaires étaient tuméfiées, le testicule gauche était pris, la température dépassait 39° ; elle ne tarda pas à dépasser 40° et à se maintenir à ce niveau élevé pendant plusieurs jours ; il s'agissait donc d'un cas grave.

Il n'y avait pas d'albuminurie, mais la rate était augmentée de volume, et enfin on put suivre l'évolution d'une véritable *endocardite ourlienne*. Le matin du huitième jour, l'auscultation du cœur ne révélait pas de bruit anormal, mais la palpation montrait que le choc du cœur était trop énergique, trop prolongé, trop vibrant ; M. Jaccoud n'hésita pas à annoncer une endocardite mitrale, et dès le lendemain, on percevait un souffle systolique à la pointe. En même temps, à la base, au niveau des articulations sternales de la 2e et de la 3e côte, on percevait un frottement péricardique. Les jours suivants, le frottement ne se modifia pas, mais le souffle augmenta de force et de rudesse, et au 14e jour, il avait son maximum de netteté. *Il était hors de doute qu'une endocardite mitrale s'était déve-loppée au cours et sous l'influence des oreillons.* Chez le malade de M. Jaccoud, M. Netter a trouvé des microbes dans le sang et dans le liquide extrait par ponction de la tumeur parotidienne.

Quel est le pronostic de cette endocardite? Chez le malade de M. Jaccoud, la tuméfaction glandulaire persista jusqu'au 20e jour, et la convalescence s'établit alors franche et rapide. Le souffle et le frottement de la région précordiale diminuèrent progressivement, disparurent même et le jeune homme sortit de l'hôpital complètement guéri.

L'endocardite ourlienne, bénigne dans ce cas, l'est-elle toujours? Nous n'en savons rien, et nous ne savons même pas quel est son degré de fréquence, et quel est son rôle dans les cas mortels. Dans les cas où il est dit que la mort a été précédée d'étouffements et de syncope, faut-il voir une complication cardiaque ignorée, comme le veut M. Jaccoud? L'endocardite, qui se développe dans le cours des maladies aiguës, est souvent latente, elle veut être cherchée, et ne devient évidente que par une auscultation quotidienne et systématique. Elle doit être par suite souvent méconnue. Trois ans plus tard M. Jaccoud eut l'occasion de retrouver l'endocardite ourlienne, mais cette fois elle persista après la guérison et

devint chronique. Une autre observation d'endocardite ourlienne devenue chronique a été rapportée par le Dr Bourgeois [1].

1. *Contrib. à l'ét. de la fièvre ourlienne et de ses complications* (Thèse de Paris, 1888).

CHAPITRE VII

PRONOSTIC

Sommaire : Mortalité minime. — Bénignité chez les enfants et les femmes. — Gravité chez les adultes. — L'orchite fait tout le danger des oreillons. — Pronostic aggravé par les complications. — Gravité suivant les épidémies.

Les oreillons ne sont pas mortels chez les enfants et même chez les adultes. Pour les années 1862, 1863, 1864, 1865, la statistique de l'armée française donne 496 cas d'oreillons sans un seul décès. En 1869, un seul décès est signalé parmi les troupes d'Algérie. Dans l'espace de onze ans, l'armée française tout entière n'a présenté qu'un seul décès par oreillons.

La gravité des oreillons dépend surtout de l'âge des sujets ; toujours bénins chez les enfants, ils sont graves quelquefois chez les adultes. La maladie est d'autant plus douloureuse, dit Trousseau, qu'elle attaque des individus plus avancés en âge.

Chez les enfants ils évoluent simplement, et sont dénués de complications. Au contraire, chez les adultes, les complications sont toujours à craindre. Quand une épidémie frappe à la fois les enfants et les adultes, le contraste est souvent frappant. Sur 14 enfants et 2 adultes pris d'oreillons, à l'infirmerie du Prieuré (Genève), MM. d'Espine et Picot n'ont vu de complications survenir que chez les deux adultes. La fréquence des complications varie du reste beaucoup, suivant les épidémies ; à Arras, par exemple (Rizet), sur 22 cas, il n'y eut pas moins de 10 orchites. A Munich, en 1857. (Vogel), sur plusieurs centaines d'adultes pris d'oreillons, une seule orchite fut observée.

On a vu parfois, dans les cas de gonflement énorme, la mort survenir par asphyxie, par œdème de la glotte ou par accidents cérébraux. Bougard (*Journal de médecine de Bruxelles*, 1866) a rapporté l'observation d'un homme de 54 ans atteint d'oreillons si volumineux qu'ils entraînèrent la mort par compression du larynx et de la trachée. Le malade mourut asphyxié.

On a vu aussi la mort par urémie (cas de Collin).

Mais, comme le fait remarquer avec raison M. Cadet de Gassicourt, les cas graves se rapportent presque tous à des adultes, les enfants guérissent toujours. Pour mon compte, depuis dix ans que je vois journellement, à la Villette, des oreillons, je n'ai jamais vu je ne dirai pas un cas mortel, ce qui n'étonnera personne, mais un cas sérieux ou compliqué de suppuration, d'orchite, etc., etc.

Je suis donc porté à considérer les oreillons comme absolument bénins chez les enfants; c'est le cas de dire avec Sydenham : *vix morbi nomen.*

Dans quelques épidémies, les oreillons perdent leur bénignité habituelle et la proportion des cas graves, généralement infime, s'élève notablement. C'est ainsi que le Dr Demme, de Berne, sur 117 cas observés en un an, a vu 8 cas très graves. Deux de ces cas se terminèrent par la mort, après gangrène des glandes parotides. Chez trois malades, il se forma des abcès cervicaux; deux fois, il y eut une néphrite aiguë au moment de la régression du gonflement parotidien; enfin, dans un cas, la maladie se compliqua d'otite moyenne suppurée, avec perforation du tympan, symptômes méningitiques inquiétants [1].

On trouve, dans les travaux des auteurs qui ont observé les épidémies ourliennes, plusieurs cas

---

[1] *Jahresb. des Jenner'schen Kinderhospitals.* Berne, 1888.

mortels attribuables aux complications cérébrales, rénales, etc.

Hamilton (Édimbourg, 1761), A. Cooper, L. Colin, Jacob ont vu les oreillons se terminer par la mort.

Trenel dit avoir vu mourir deux enfants atteints d'oreillons.

Mais ces faits se comptent et l'on doit admettre que la mort, dans les oreillons, est exceptionnelle, et que, de toutes les maladies infectieuses connues, la fièvre ourlienne est la plus bénigne, *quoad vitam*. Cela ne veut pas dire que cette maladie soit méprisable et que son pronostic soit à dédaigner.

La fréquence des orchites, des atrophies testiculaires, l'impuissance et l'infécondité qui peuvent en résulter, assombrissent singulièrement le pronostic des oreillons.

Au point de vue de l'âge et du sexe, nous devons faire une distinction importante.

Chez l'enfant, dont les organes génitaux sont rudimentaires, l'orchite n'est presque jamais à redouter, de même que les autres complications, et le pronostic s'en trouve allégé. Chez la femme, l'ovarite est également très rare, et la fonction génitale n'est pas compromise. Seul, l'homme adulte est exposé aux conséquences regrettables de l'orchite ourlienne, et le pronostic, absolument bénin pour la femme et pour l'enfant, est, pour le jeune homme, pour le militaire, très sérieux. Chez lui les oreillons se compliquent d'orchite deux fois sur cinq environ, et cette proportion, dans quelques épidémies, a été dépassée.

Enfin l'orchite ourlienne aboutirait 7 fois sur 10 à l'atrophie du testicule. Quand l'orchite est simple, le malade peut, grâce à l'intégrité du testicule sain, conserver sa puissance virile. Quand elle est double, le pronostic est plus fâcheux, car la perte des aptitudes génitales est à redouter.

M. Laveran conclut, des recherches auxquelles il s'est livré [1] :

1° Que l'orchite ourlienne constitue le principal danger des oreillons chez l'adulte ;

2° Que les oreillons, chez l'adulte, se compliquent d'orchite simple ou double environ 2 fois sur 5 ;

3° Que l'orchite ourlienne aboutit 7 fois sur 10 environ à l'atrophie du testicule ;

4° Que dans les cas, heureusement très rares, où l'atrophie porte sur les deux testicules, il en résulte une impuissance absolue.

---

1. *Soc. méd. des Hôp.*, 1878.

CHAPITRE VIII

DIAGNOSTIC

Sommaire : Diagnostic généralement facile. — Adénite pré-auriculaire et sous-maxillaire. — Amygdalites. — Parotidites
secondaires. — Scarlatine angineuse. — Diphtérie maligne.
— Hypertrophie des glandes parotides. — Iodisme parotidien. — Cas frustes. — Orchites d'emblée. — Formes méningitiques.

Quand les oreillons se présentent à nous avec la
tuméfaction parotidienne régulière, sans induration marquée, sans fluctuation, sans signe de
réaction inflammatoire, le diagnostic est des plus
faciles.

Il s'éclaire d'ailleurs, dans beaucoup de cas, de
là notion épidémiologique qui met le médecin en
garde et lui fait reconnaître même les formes
incomplètes et frustes.

Il s'agit le plus souvent d'un enfant qui fréquente
l'école, d'un collégien, d'un pensionnaire, ou bien
d'un militaire, et en interrogeant le malade ou son
entourage, on apprend bien vite que le cas n'est

pas isolé et qu'il a été précédé ou accompagné d'autres cas plus ou moins nombreux.

Cependant l'erreur est possible, et l'engorgement parotidien peut être confondu avec une adéno-pathie pré-auriculaire, avec une amygdalite, avec une parotidite inflammatoire.

L'adénite pré-auriculaire occupe le même siège que les oreillons, qu'elle accompagne parfois; mais elle est plus superficielle, elle soulève la peau dans une région plus limitée, faisant une saillie acu-minée ou arrondie d'un petit volume. Quand un seul ganglion est pris, on le délimite assez bien, à moins que l'atmosphère celluleuse ne soit forte-ment enflammée.

Dans ce dernier cas, il y a un empâtement phleg-moneux, dur, très douloureux, bientôt remplacé par de la fluctuation.

Souvent aussi l'adénopathie est multiple, on sent plusieurs ganglions qui forment un amas irrégulier ou une chaîne se continuant avec les ganglions du cou. Elle est d'ailleurs unilatérale.

L'erreur n'est vraiment facile que dans les cas où l'oreillon affecte la glande sous-maxillaire. Alors on peut songer à une adénite sous-maxillaire, et la marche de la maladie seule lèvera les doutes. S'il s'agit des oreillons, la tumeur se résoudra complètement en peu de jours ; s'il s'agit d'adénite, la durée sera beaucoup plus longue ; d'ailleurs l'examen attentif de la face et de la cavité buccale mettra en évidence la porte d'entrée de l'adéno-pathie.

Certaines amygdalites s'accompagnent d'un engorgement ganglionnaire volumineux, situé à l'angle des mâchoires, et simulant grossièrement les oreillons. Ceux-ci d'ailleurs sont parfois compliqués de manifestations angineuses appréciables ; il suffira d'un peu d'attention pour mettre les choses à leur place.

Si les oreillons sont frustes, si la tuméfaction des glandes salivaires a été fugace ou absente, l'embarras sera grand, mais il disparaîtra souvent devant une localisation secondaire (orchite) qui fixera définitivement le diagnostic.

Quant à l'inflammation vraie de la parotide, primitive (*a frigore*) ou secondaire (maladies infec-tieuses), elle se distinguera par les traits suivants : elle est presque toujours unilatérale, elle est fixe, ne se déplace pas, ne cède pas spontanément d'un côté pour passer à l'autre. Au contraire, elle donne lieu à une inflammation douloureuse, dure, tendue, pouvant aboutir à la suppuration, à la gan-grène, etc.

Le diagnostic, à la période prodromique, est impossible ; on peut songer à la fièvre typhoïde, à cause de l'abattement, de la céphalée, des épistaxis observées parfois ; à l'embarras gastrique, à cause de l'état saburral ; à toutes les fièvres éruptives, avant leur période d'éruption.

Quand le gonflement s'est déclaré, on peut penser à la scarlatine, c'est-à-dire à l'angine scarlatineuse avec adénopathie cervicale, à la diphtérie maligne ; on écartera ces maladies par l'examen de la peau qui montrera l'absence d'éruption, et de la gorge qui montrera l'absence de fausses membranes.

Dans un cas observé par Chauffard et cité dans la thèse de Karth, il a été impossible de faire le diagnostic entre les oreillons et la scarlatine maligne.

J'ai étudié, en 1882, une hypertrophie simple des glandes parotides observée chez plusieurs saturnins [1]. A la suite d'attaques de coliques de plomb ou d'autres manifestations qui indiquent une imprégnation saturnine profonde, on voit les glandes parotides se développer et déborder leur loge pour former symétriquement à l'angle des mâchoires une double tuméfaction molle et indo-

---

1. *France médicale*, 1882.

lenté. Ce gonflement, essentiellement chronique et permanent, se distinguera par cela même des oreillons avec la plus grande facilité.

Mais il n'en est pas de même de certaines autres fluxions parotidiennes qui, étant aiguës et passagères, pourraient donner le change. J'en ai vu un exemple assez rare et assez remarquable. Une femme de 25 ans, syphilitique, entre à l'hôpital Tenon, dans mon service, le 31 mai 1892. Le 1er juin, on lui fait prendre 2 grammes d'iodure de potassium. Au bout de 24 heures, elle présente de l'œdème des paupières, du coryza, du larmoiement, de la salivation, et enfin un double gonflement parotidien égal et symétrique, qui pouvait en imposer pour les oreillons. Je fis remarquer la chose aux élèves et j'insistai sur sa rareté. On supprime l'iodure et la fluxion parotidienne disparaît. C'est la première fois que je voyais l'iodisme entraîner un gonflement des parotides.

Mais cette manifestation avait été signalée auparavant par M. Francis Villar, dans une observation intéressante que je vais résumer [1].

Dans ce cas, que l'auteur intitule IODISME A LOCALISATION PAROTIDIENNE, OURLE IODIQUE, IODISME

---

1. *France médicale*, 2 juin 1887.

OURLIER, il s'agit d'un homme de 32 ans, entré à l'hôpital Saint-Louis le 3 février 1883. Cet homme constata, il y a quelques années, l'apparition d'engorgements ganglionnaires dans l'aisselle, dans le cou, etc. Aujourd'hui, on constate des tumeurs ganglionnaires dans l'aisselle gauche et dans les deux régions sus-claviculaires. L'adénopathie axillaire occupe la paroi interne de la région; du volume d'un œuf de dinde, très dure, elle glisse sous la peau et sur les parties profondes. Les tumeurs du creux sus-claviculaire constituent des masses énormes qui font une saillie très apparente.

Il y a sept ans, le malade a vu ses glandes sous-maxillaires s'enflammer et suppurer. Il porte encore les traces de cette suppuration, et l'on constate, du côté droit, des cicatrices caractéristiques.

Il n'y a d'engorgement ganglionnaire, ni dans les régions parotidiennes, ni dans les régions auriculaires, ni dans les régions sterno-mastoïdiennes. Il existe quelques petits ganglions indurés au niveau du pli de l'aine. La rate est hypertrophiée. Quelques jours après son entrée à l'hôpital (un lundi), le malade prend deux cuillérées d'une solution d'*iodure de potassium*, soit, dans la journée, *trois grammes* de ce médicament. La première

cuillerée fut prise à 4 heures et la seconde cuillerée
à 7 heures du soir. Le malade n'avait jamais auparavant pris d'iodure.

Vers 9 heures, c'est-à-dire deux heures après la
dernière cuillerée, il est pris d'éternuements pendant une demi-heure. Puis surviennent des vomissements alimentaires et de l'oppression. Après
cette crise, qui ne dura pas, le malade accuse des
douleurs dans les deux régions parotidiennes qui
se mettent à enfler; en cinq minutes le gonflement
acquiert des proportions considérables. En même
temps, se produisait une céphalalgie qui empêcha
le sommeil de la nuit.

Le lendemain matin, 24 heures après la première
cuillerée d'iodure de potassium, le médecin
constate l'état suivant : peau chaude, pouls fréquent, langue saburrale, éruption sur le front et
le nez, le malade se plaint de céphalalgie et a l'air
abattu. Mais, ce qui frappe surtout, c'est le gonflement des régions parotidiennes. Du côté droit, le
gonflement est limité en haut par le lobule de
l'oreille, en avant par le bord antérieur du mas-
séter, en arrière par l'apophyse mastoïde. En bas,
le gonflement se perd insensiblement dans la
région sous-maxillaire.

Du côté gauche, la tuméfaction est beaucoup

plus considérable, et empiète largement sur la région du cou. Des deux côtés, la peau est rouge, chaude, et la pression est douloureuse. Rien du côté des testicules.

« En présence de ce tableau clinique, dit M. Villar, je songeai naturellement aux *oreillons*. Mais M. Balzer, qui était alors à la tête du service, après avoir minutieusement examiné le malade, porta le diagnostic suivant : iodisme à localisation parotidienne chez un individu prédisposé. Et, cela va sans dire, l'iodure de potassium fut supprimé. »

Le soir, après une journée assez bonne, on constate que le gonflement a un peu diminué du côté droit.

Le lendemain (mercredi), la diminution est notable des deux côtés, la nuit a été bonne. Le jeudi, la diminution est encore plus marquée et on sent alors quelques ganglions. Le malade sort de l'hôpital, en voie de guérison, mais sans que les parotides soient revenues à leur aspect normal.

M. Villar termine par quelques réflexions qu'il est bon de recueillir :

« L'iodisme ourlier n'est pas extrêmement rare; M. Reynier en a observé trois cas il y a quelque temps. Ces trois cas, ainsi que le mien, seront bientôt rapportés dans la thèse de miss Bradley, sur l'iodisme. Je dois surtout faire remarquer la rapidité avec laquelle se sont produites les manifestations iodiques. Ainsi, notre malade prend la première cuillerée d'iodure de potassium à 4 heures de l'après-midi, et les vomissements, la céphalalgie, la douleur, le gonflement des régions parotidiennes apparaissent vers 9 heures du soir ; cette apparition, pour ainsi dire foudroyante, mérite d'être notée. »

Le diagnostic, en somme, dans les cas analogues, ne présentera pas de difficultés irréductibles ; il suffira de penser à l'iodure pour écarter les oreillons.

Mais il n'en est pas moins remarquable de voir une simple intoxication médicamenteuse se traduire par un gonflement parotidien analogue au gonflement des ourles légitimes. Cela donne à penser sur le processus de la fièvre ourlienne. Dans un cas (iodisme), le gonflement des parotides succède presque immédiatement à l'imprégnation iodurée, et traduit l'élimination du poison par les glandes salivaires. Dans l'autre (oreillons), ce n'est qu'après une ou plusieurs semaines de pénétration de l'agent morbide, que la tuméfaction parotidienne apparaît. Dans ce dernier cas, il y a une longue incubation, pendant laquelle l'agent virulent, le microbe, se cultive dans l'économie, et prend le temps de sécréter les poisons qui, apparemment, s'éliminent aussi par les glandes salivaires. La tuméfaction des parotides serait, dans les deux cas, la conséquence d'une intoxication; la seule différence résiderait dans la date de cette intoxication, ici primitive et instantanée (iodisme), là secondaire et tardive (oreillons). Si cette assimilation était fondée, on serait conduit à interpréter plus largement qu'on ne l'a fait le mode de contagion des oreillons. La porte d'entrée n'est pas nécessairement la bouche, le canal de Sténon. Il est possible, sinon probable, que l'agent pathogène soit volatile, qu'il pénètre dans les voies respiratoires, dans le sang, sans attaquer d'emblée et directement, les glandes qui doivent plus tard traduire sa présence. Et alors nous comprenons mieux la contagiosité de cette maladie, qui n'exige pas des contacts intimes, une inoculation, mais peut se faire par inhalation et à distance.

Le diagnostic est surtout difficile dans les formes frustes, dans les cas où l'ordre des manifestations successives est renversé (orchite d'emblée), et enfin dans ceux où les localisations habituelles sont remplacées par des localisations inusitées. En un mot, c'est quand le gonflement parotidien fait défaut que le diagnostic d'oreillons est difficile.

Si les oreillons frappent d'emblée et exclusivement les glandes sous-maxillaires, on songe bien plus volontiers à l'adénite qu'aux oreillons et l'on a bientôt fait de trouver sur la peau ou dans la bouche une effraction, un bouton, une carie dentaire, pour expliquer le gonflement sous-maxillaire. On aura égard à la symétrie de ce gonflement, à sa soudaineté, à sa consistance plutôt molle que dure, à sa forme, à son siège qui répond exactement à la loge sous-maxillaire. Enfin l'évolution de la maladie ne tardera pas à lever les doutes qui auraient pu planer sur sa nature.

Il faut retenir cependant que l'adénopathie sous-maxillaire vraie n'est pas insolite dans les oreillons; j'ai vu pour ma part plusieurs cas qui s'accompagnaient d'un engorgement ganglionnaire notable, survivant même à la fluxion ourlienne. MM. Barthez et Sanné ont vu même une fois l'adénite strumeuse succéder aux oreillons.

On aura donc à faire le départ entre les manifestations salivaires et les manifestations ganglionnaires, ce qui ne sera pas toujours facile.

Si la fluxion ourlienne venait à se localiser dans les glandes sub-linguales, le problème serait encore plus difficile à résoudre; car on peut alors

penser soit à la grenouillette aiguë, soit au phlegmon du plancher de la bouche, affections chirur-
gicales qui n'ont, avec les oreillons, que de loin-
taines analogies.

Dans les formes abortives, sans phénomènes
généraux graves, sans tuméfaction appréciable des
glandes salivaires, le diagnostic des oreillons exi-
gera beaucoup d'attention et beaucoup de tact.

Mais c'est surtout dans les formes anormales,
dans celles où l'orchite survient sans parotide, ou
avant celle-ci, que l'erreur est à craindre.

Un jeune homme est atteint d'orchite aiguë, sans
avoir souffert notablement du côté des parotides ;
comment ne pas penser à la blennorrhagie, et en
réalité on y a souvent pensé, quoique l'orchite
ourlienne envahisse de préférence le testicule, l'épididyme étant surtout atteint par la blennorrhagie.
En 1779, lors de l'épidémie du château de Brest,
plusieurs soldats porteurs d'orchite ourlienne
furent envoyés à l'hôpital comme vénériens.

Les maladies infectieuses, la variole, la fièvre
typhoïde, peuvent s'accompagner d'orchites secondaires qu'on devra encore distinguer de l'orchite
ourlienne. Celle-ci se résout sans suppuration, les
autres suppurent fréquemment.

Sur quatre cas d'orchite survenus à la fin d'une

fièvre typhoïde, M. Laveran vit une fois la suppuration détruire une bonne partie du testicule, et
trois fois l'épididyme être enflammé à l'exclusion
du testicule lui-même.

Enfin quand les oreillons se compliquent de phénomènes nerveux graves (convulsions, délire,
stupeur, opisthotonos, etc.) on ne peut se défendre
d'évoquer la méningite. Si la notion épidémiologique fait défaut, si l'orchite ourlienne n'apparaît
pas, le doute est légitime.

L'intervention du gonflement parotidien ou scro-
tal permet d'éviter l'erreur. On a vu plus haut
comment Trousseau sut se débrouiller en pareil
cas.

CHAPITRE IX

TRAITEMENT ET PROPHYLAXIE

Sommaire : Traitement des cas légers. — Traitement des cas graves. — Traitement de l'orchite ourlienne. — Prophylaxie. — Faut-il chercher à protéger les enfants? — Nécessité de la prophylaxie dans l'armée.

TRAITEMENT

Les oreillons en général n'indiquent pas une médication active et perturbatrice. C'est l'expec-tation plus ou moins déguisée qui convient à la plupart des cas.

S'il y a un état saburral des premières voies, une langue pâteuse et blanche, avec anorexie, on fera bien de prescrire un purgatif (30 à 40 grammes de sulfate de soude pour les adultes, 10 à 15 gram-mes de manne ou d'huile de ricin pour les enfants). Hufeland conseillait les vomitifs et appliquait sur la parotide un emplâtre mercuriel.

On conseillera en même temps la diète mitigée : tisanes indifférentes (orge, chiendent) coupées de lait, bouillons ou potages. On évitera avec soin les refroidissements, en entourant d'ouate les parties qui sont le siège du gonflement ourlien, et en prescrivant le repos à la chambre, sinon au lit.

Tous les enfants atteints d'oreillons vont et viennent comme s'ils n'étaient pas malades; on les maintiendra à la maison, pour éviter la dissémination de la maladie, et pour prévenir les complications.

Si la tuméfaction parotidienne est considérable, rouge, douloureuse, on se trouvera bien des onctions avec un liniment calmant, le baume tranquille, par exemple. S'il y a du trismus, on fera boire les malades avec un chalumeau

S'il y a de là congestion et de la douleur de tête, les bains de pied sinapisés sont indiqués.

Chez les adultes, qui parfois éprouvent des douleurs vives, on donnera des narcotiques à l'intérieur (chloral, 2 ou 3 grammes dans une potion sucrée; extrait d'opium, 5 à 10 centigrammes).

Que faut-il penser de la médication qui prétend prévenir les métastases et les orchites à l'aide d'une révulsion locale énergique? Hamilton, par exemple, appliquait un vésicatoire volant au-devant de chaque parotide; il dit n'avoir jamais eu d'accidents métastatiques chez les malades traités ainsi.

Cette illusion n'est pas partagée par les méde-

cins les plus compétents dans la matière. Pour prévenir l'orchite, M. Laveran ne croit pas à l'utilité
de la révulsion locale; par contre il conseille le
repos absolu. « Les individus qui sont astreints à
des occupations fatigantes et qui continuent à s'y
livrer après l'apparition des oreillons sont plus
sujets que les autres aux orchites, et les tuméfactions des testicules acquièrent souvent chez eux un
volume très considérable. »

Il s'ensuit qu'il faudrait conseiller le repos à la
chambre et même au lit.

L'orchite, une fois déclarée, que doit-on faire?

Le repos au lit s'impose; on prescrit un purgatif,
la diète, on applique des cataplasmes laudanisés
sur les bourses maintenues relevées à l'aide d'une
planchette; si la tuméfaction est modérée ou en
régression, un suspensoir doublé d'ouate suffit à
la protection des testicules.

MM. Czermicky et Emery Desbrousses ont prescrit, en pareil cas, le jaborandi[1]; une infusion de
2 grammes de feuilles fraîches de jaborandi dans
200 grammes d'eau, dans deux cas, aurait fait
entrer l'orchite en résolution. Mais cette résolution,
survenue le lendemain de l'intervention thérapeu-

---

1. *Gaz. heb.*, 1875.

tique, coïncidait avec le .cinquième jour de la maladie. Or, M. Laveran a vu l'orchite se résoudre *spontanément* du quatrième au cinquième jour, ce qui enlève toute valeur aux observations précédentes. En réalité, il n'y a pas de remède spécifique de l'orchite ourlienne.

.. On pourrait en dire autant des accidents méningitiques qui précèdent parfois l'orchite, ils se dissipent tout seuls, quelle que soit la médication employée. S'il y avait hyperthermie (41°), délire, agitation, on se trouverait probablement bien des bains froids à 18 ou 20°[1]. Dans les cas graves, on usera des purgatifs, des sangsues aux apophyses mastoïdes, du vésicatoire à la nuque, de la vessie de glace sur la tête.

. Si l'orchite s'est terminée par atrophie testiculaire, a-t-on l'espoir de ramener l'organe à son volume primitif ou tout au moins à son fonctionnement physiologique? Grisolle conseillait les frictions stimulantes avec le baume de Fioravanti ou un liniment térébenthiné, les vésicatoires volants sur le trajet du cordon, les cautérisations, l'électrisation. M. Laveran croit qu'on pourrait essayer

---

1. Je viens de traiter avec succès par les bains froids un malade atteint d'oreillons avec hyperthermie, orchite, délire, etc.

les douches périnéales et les courants continus.

On combattra la faiblesse et l'anémie consécutive aux oreillons par les ferrugineux, le quinquina, l'huile de morue, les bains salés.

M. Hénoch conseille de tenir l'enfant au lit le pemier jour et à la chambre les jours suivants.

Il a essayé l'application de la glace sans obtenir d'abréviation dans la durée de la maladie; il s'en tient à l'enveloppement ouaté.

M. Eisenschitz a employé le massage, mais sans succès [1].

Grisolle prescrivait les sangsues, dans les cas intenses. Il n'est pas rare d'observer, à la suite des oreillons, un état de faiblesse et d'anémie assez marqué. Rilliet cite un garçon de 10 ans qui devint chlorotique et fut guéri par le fer.

Dans un cas hyperthermique, M. Jaccoud a prescrit 2 grammes de bromhydrate de quinine pour abattre la fièvre, et 40 centigrammes de tartre stibié dans un julep (par cuillerée d'heure en heure) pour faire disparaître les fluxions glandulaires. Sous l'influence des spoliations énergiques ainsi provoquées, la température tomba à 38°, à 37°8, à 37°4.

---

1. *Soc. imp. et royale* de Vienne, 9 mai 1890.

Il semblait que le malade allait entrer en convalescence ; mais cette violente perturbation thérapeutique n'empêcha pas la température de remonter deux jours après à 40°, en même temps que le testicule droit se prenait, après le gauche envahi le premier.

Les cas graves sont donc très rebelles, très tenaces, et les médicaments les plus énergiques ne peuvent les juguler.

PROPHYLAXIE

M. Hénoch, considérant la bénignité du pronostic chez les enfants, croit superflu de les isoler. M. Laveran croit qu'il est avantageux pour les enfants mâles d'avoir les oreillons de bonne heure ; on ne cherchera donc pas à les protéger. Mais si les enfants exposés à la contagion sont délicats, affaiblis par la maladie, ils courent de sérieux dangers et la prophylaxie, en ce qui les concerne, ne saurait être négligée.

Par exemple, dans les hôpitaux d'enfants, on ne doit pas, de gaieté de cœur, pour éviter la lointaine échéance de l'orchite ourlienne, favoriser la propagation des oreillons. L'isolement des enfants atteints d'oreillons est indiqué, dans le cas particulier. En ville, dans les familles, on peut se dispenser d'éloigner les frères et sœurs du petit malade; car il ne leur fait pas courir de grands risques. L'enfant guérit vite et complètement des oreillons. L'adulte, au contraire, a de nombreuses chances de subir quelque complication. Quoi qu'il en soit, je ne suis pas sûr qu'il soit bien légitime de laisser les oreillons se multiplier, sans entraves, dans les agglomérations infantiles.

Si la question de la prophylaxie peut être discutée chez les enfants, elle ne saurait être posée à l'égard des adultes, et nous devons tout faire pour les protéger contre les épidémies d'oreillons. Les médecins militaires le savent bien et ils conseillent tous d'isoler le plus tôt possible les soldats atteints pour protéger leurs camarades et empêcher la diffusion épidémique dans les régiments et les villes de garnison. Aujourd'hui que la contagiosité des oreillons ne fait doute pour personne, on serait coupable en refusant de se prêter aux mesures prophylactiques nécessaires.

L'isolement, pour être efficace, sera prolongé au delà des limites de la guérison apparente, car on a cité quelques cas de transmission pendant la convalescence de la maladie. Quinze jours comptés à partir du gonflement parotidien me paraissent suffisants pour les cas simples; pour les cas compliqués ou à rechutes, pour les formes prolongées, la quarantaine sera augmentée proportionnelle-ment. D'après M. Pearse, la période contagieuse des oreillons durerait trois semaines.

En dehors de l'isolement des malades atteints et de la suppression de tout rapport entre-eux et les soldats valides, je ne crois pas qu'il soit nécessaire de faire l'antisepsie rigoureuse des objets et des locaux, comme dans les cas de diphtérie ou de scarlatine. Il est douteux que les oreillons puissent se transmettre par des objets ou par des tiers, la contagion n'est pas médiate. Toutefois on n'hésiterait pas, en présence d'une épidémie un peu sérieuse, à faire l'antisepsie complète.

A une époque où tous les citoyens valides passent par la caserne, il est très important de prévenir ou d'arrêter dans leur germe les épidémies d'oreillons, et l'on ne saurait se montrer trop vigilant et trop sévère à l'égard des premiers cas qui peuvent surgir dans les garnisons.

Les questions d'épidémiologie militaire intéressent à un très haut degré la nation tout entière, dont tout les membres jeunes, actifs et vigoureux, sont exposés, plus que par le passé, à la contagion. Plus que par le passé aussi, la population civile est menacée par les épidémies militaires.

TABLE DES MATIÈRES

CHAPITRE I

HISTORIQUE ET ÉPIDÉMIOLOGIE

CHAPITRE II

ÉTIOLOGIE

CHAPITRE III

ANATOMIE PATHOLOGIQUE ET BACTÉRIOLOGIE

CHAPITRE IV

SYMPTOMES ET ÉVOLUTION

CHAPITRE V

LOCALISATIONS SUR L'APPAREIL SEXUEL ET SES ANNEXES

CHAPITRE VI

COMPLICATIONS DES OREILLONS

CHAPITRE VII

PRONOSTIC

CHAPITRE VIII

DIAGNOSTIC

CHAPITRE IX

TRAITEMENT ET PROPHYLAXIE

Bulletin

DES

Annonces.

F. VIGIER

www.ingramcontent.com/pod-product-compliance
Ingram Content Group UK Ltd.
Pitfield, Milton Keynes, MK11 3LW, UK
UKHW020826120726
13693UKWH00002B/481